AF643830

Richter

Therapie-Tools
EMDR

E-Book inside auf psychotherapie.tools

Mit dem untenstehenden Download-Code erhalten Sie dieses Buch als E-Book im PDF-Format. Hierfür ist eine Registrierung auf www.psychotherapie.tools notwendig:

1. www.psychotherapie.tools/e-book-inside öffnen.
2. Code eingeben.
3. Auf »Freischalt-Code einlösen« klicken. Der Code ist einmal gültig.
4. Im Warenkorb auf »Zur Kasse« klicken und Vorgang nach Login abschließen.

Das E-Book steht Ihnen in Ihrem Kundenkonto unter »Mein Material« zur Verfügung. Es ist ausschließlich für den persönlichen Gebrauch einer einzelnen Person bestimmt.

Für Institutionen und Teams bieten wir gestaffelte Mehrplatz-Lizenzen an, die sich an der Zahl Ihrer Nutzer:innen orientieren. Kontaktieren Sie uns unter vertrieb-psychotherapie.tools@beltz.de und sichern Sie sich Ihre Mehrplatz-Lizenz!

P43VHK5TWP

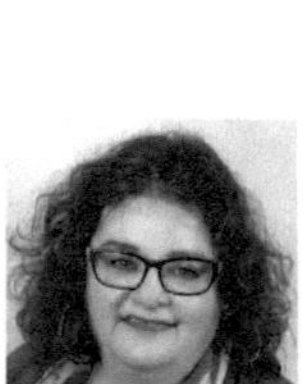

Anna-Konstantina Richter, Dipl.-Psych., arbeitet in eigener Privatpraxis und im Zentrum für psychologische Beratung und Training Marburg, einem Zentrum für spezielle EMDR-Fortbildungen. Sie ist psychologische Psychotherapeutin, von EMDRIA Deutschland, EMDR Hellas und EMDR Europe anerkannte EMDR-Supervisorin, außerdem VT-Supervisorin und akkreditierte Selbsterfahrungsleiterin. Zudem ist sie Lehrsupervisorin für Einzel- und Gruppentherapie (VT) beim Magdeburger Ausbildungsinstitut für Psychotherapeutische Psychologie und Dozentin für EMDR beim Institut für Trauma & Psychotherapie in Würzburg.

Anna-Konstantina Richter

Therapie-Tools EMDR

Mit E-Book inside und Arbeitsmaterial

BELTZ

Zentrum für psychologische Beratung und Training Richter und Mohamed GbR (ZpBT)
Biegenstr. 4
35037 Marburg
E-Mail: richter@zpbt-marburg.de

MIX
Papier | Fördert gute Waldnutzung
FSC® C089473
www.fsc.org

Dieses Buch ist erhältlich als:
ISBN 978-3-621-28909-2 Print
ISBN 978-3-621-28910-8 E-Book (PDF)

1. Auflage 2024

Beltz Verlagsgruppe GmbH & Co. KG
Werderstraße 10, 69469 Weinheim
service@beltz.de

Lektorat: Anja Pilsl
Einbandgestaltung/Umschlaggestaltung: Lina Marie Oberdorfer
Herstellung: Victoria Larson
Satz: WMTP Wendt-Media Text-Processing GmbH, Birkenau
Druck und Bindung: Beltz Grafische Betriebe, Bad Langensalza
Beltz Grafische Betriebe ist ein Unternehmen mit finanziellem Klimabeitrag (ID 15985-2104-1001).
Printed in Germany

Weitere Informationen zu unseren Autor:innen und Titeln finden Sie unter: www.beltz.de

Inhalt

Verzeichnis der Arbeits- und Informationsblätter

Vorwort

Eye Movement Desensitization and Reprocessing, kurz EMDR, nach Shapiro ist eine Psychotherapiemethode, mit der belastende Erinnerungen, Trigger oder Zukunftsbefürchtungen wie z. B. Flashforwards (d. h. lebhafte Horrorvorstellungen) verarbeitet werden. EMDR bietet festgefügte Behandlungsstrukturen, innerhalb derer die Verarbeitung belastender Themen erfolgen kann. EMDR-Behandler:innen nennen diese Strukturen »Protokolle«. In diesem Therapie-Tools verwende ich den Begriff »Ablaufschema«, um eine klarere Begrifflichkeit zu verwenden, wie sie auch von Peter Liebermann in 2022 auf dem EMDRIA-Tag in Köln in seinem Vortrag vorgeschlagen wurde.

Die Beltz Therapie-Tools-Reihe mit ihren hilfreichen Zusammenstellungen von Arbeitsblättern sowie dem digitalen Angebot psychotherapie.tools passt sehr gut zur Arbeit mit verschiedenen Grundlagen-Arbeitsblättern und Ablaufschemata, die wir EMDR-Therapeut:innen ansonsten aus unseren Trainings-Manualen aus EMDR-Kursen oder aus EMDR-Zeitschriften ausschneiden oder kopieren, um sie in einer Mappe oder auf einem Klemmbrett bei Therapien greifbar zu haben – so lange wir die Protokolle noch nicht auswendig beherrschen (oder mit zunehmendem Alter wieder vergessen).

Dieses Buch ist – noch mehr als meine bisher erschienenen Bücher – eine Essenz meiner bis dato 15-jährigen Tätigkeit als zertifizierte EMDR-Therapeutin und EMDR-Supervisorin sowie als Psychotherapeutin von Traumapatient:innen, weil es praktisches Arbeitsmaterial aus meinem therapeutischen Alltag enthält. Sie werden sehen, dass sich vieles auch für weitere Forschung eignet: Es sind EMDR-Ablaufschemata enthalten, die ich konzipiert habe und die bisher zum Teil in Einzelfallstudien von mir beschrieben wurden. Meine Erfahrung und die darauf basierenden Materialien möchte ich gern mit Ihnen teilen und freue mich, wenn es Ihnen und Ihren Patient:innen hilft. Immer dann, wenn mir meine Supervisand:innen zurückmelden, dass sie eines meiner Protokolle erfolgreich bei einer Behandlung einsetzen konnten, bin ich sehr froh und dankbar.

Dankbar bin ich auch den Menschen, die mir bei der Entstehung dieses Buches und im Vorfeld auf meinem EMDR-Weg geholfen haben. Ich danke der Verlagsleitung Psychologie des Beltz Verlags, Svenja Wahl, für ihre verlegerische Unterstützung und ihr stets freundliches offenes Ohr. Die Zusammenarbeit mit ihr machte viel Freude. Im Jahr 2004 machte mich mein damaliger KVT-Supervisor Dieter Herrmann mit EMDR bekannt, und ohne ihn würde es meine Publikationen zu EMDR nicht geben. Ab 2007 war Franz Ebner mein EMDR-Trainer, und es war immer sehr spannend, von ihm zu lernen. Ich wollte alles, wirklich alles wissen, was er weiß. Das sollten Sie natürlich auch, ich kann Ihnen alles empfehlen, was er publiziert hat. Auf meinem Weg zur EMDR-Supervisorin habe ich viel Unterstützung von meiner EMDR-Supervisorin Tessa Prattos erhalten. Ohne ihre konstante Ermutigung wäre ich nicht da, wo ich bin.

Günter H. Seidler, Autor und Herausgeber psychotraumatologischer Fachbücher, entdeckte mich als Autorin, indem er mich zu verschiedenen Publikationen einlud. Mein Dank gilt auch ihm. Außerdem danke ich EMDR-Trainer André Maurício Monteiro für seine freundschaftliche Unterstützung.

Ich habe dieses Buch geschrieben, nachdem wir alle drei Jahre der COVID-19-Pandemie hinter uns hatten und auf unterschiedlichste Arten beeinträchtigt wurden. Ich danke meinem Mann Khaled Mohi Ragab Mohamed für seine liebevolle Unterstützung in dieser schwierigen Zeit und während ich dieses Buch verfasste: Er machte mir immer wieder Mut, wenn ich der Schreibtischarbeit mal überdrüssig war.

Marburg und Kairo, im Juli 2023 *Anna-Konstantina Richter*

Einführung

Die Anwendung von EMDR setzt eine grundlegende Schulung voraus, um die technische Anwendung der EMDR-Stimulationen zu beherrschen und die Methode sicher für Patient:innen anwenden zu können. Welche EMDR-Trainings anerkannt sind, haben die nationalen EMDR-Fachgesellschaften sowie die kassenärztliche Bundesvereinigung und der GKV-Spitzenverband in der Psychotherapievereinbarung definiert. EMDR-Trainings gemäß der nationalen EMDR-Fachgesellschaften führen zu einer die Qualität sichernden Zertifizierung, und es werden Möglichkeiten für weitere Fortbildung und Supervision geboten, um auch Behandlungen komplex traumatisierter Menschen sicher durchführen zu können. Dieses Therapie-Tools baut auf den grundlegendenden Schulungen auf und kann Ihnen eine wertvolle Hilfestellung bei der Anwendung der EMDR-Stimulation sein.

Definition

EMDR ist eine Psychotherapiemethode, die für Patient:innen mit PTBS entwickelt wurde. Dabei handelt es sich um eine Behandlungsform, bei der durch Augenbewegungen belastende Erinnerungen, Trigger und Zukunftsbefürchtungen verarbeitet werden können. Alternativ können auch andere Stimulationsformen angewandt werden, wie Töne von einem Kopfhörer, vibrierende Pulsatoren in den Händen und viele mehr. Die Behandlung erfolgt in acht Phasen: 1. Anamneseerhebung, 2. Vorbereitung und Stabilisierung, 3. Auswahl eines zu bearbeitenden Ereignisses/Themas, 4. Desensibilisierung und Reprozessierung, 5. Verankerung einer positiven Kognition, 6. Körperscan, 7. Abschluss, und 8. Evaluation des Behandlungseffekts.

Im Jahr 2022 über EMDR zu schreiben birgt den Vorteil, auf viel Forschung zum Thema zurückgreifen zu können: Seit Shapiros Dissertation aus dem Jahre 1988 und ihren beiden ersten Veröffentlichungen in Peer reviewed Journals 1989 (Shapiro, 1989a, 1989b) sind viele Wirksamkeitsstudien zu EMDR erfolgt, – z. B. die Metaanalyse von Seidler und Wagner (2006), nach der EMDR ebenso wirksam ist wie Verhaltenstherapie. Da EMDR jedoch eine wenig verbale Psychotherapieform ist, ist es wichtig, sowohl für Behandler:innen als auch für Patient:innen, die Wirkweise von EMDR gut zu verstehen und erklären zu können.

Salutogenese und Kohärenzgefühl. Dafür ist es wichtig, sich an Salutogenese und dem zugrunde liegenden Konzept des Kohärenzgefühls zu orientieren: Mit Salutogenese ist das Konzept gemeint, was Menschen gesund macht/erhält, in Form eines hohen Kohärenzgefühls. Dies besteht aus den Komponenten Handhabbarkeit, Sinnhaftigkeit und Verstehbarkeit. Diese Verstehbarkeit ist ein weiterer Grund für die relativ ausführliche Psychoedukation in diesem Tools-Band sowie die Einladung an Patient:innen, immer nachzufragen, wenn sie es wünschen: Ihr Kohärenzgefühl steigt dadurch, dass sie verstehen, was wir in der Behandlung tun. Und es darf nicht vergessen werden: Traumatisierte Patient:innen (aber auch die depressiven und ängstlichen) haben häufig Konzentrationsprobleme und sind oftmals auch vergesslich, wiederholen Sie Ihre Erklärungen daher bei Bedarf.

Hintergrund. Auch Shapiro war in den 1980er-Jahren auf der Suche danach, was Menschen gesund macht bzw. sie gesund erhält. Sie hatte im Alter von etwa 40 Jahren erstmals Krebs und krempelte ihr Leben radikal um: Sie zog nicht nur von New York nach Kalifornien, sondern gab ihre begonnene Dissertation im Fach englische Literatur auf, um sich der Psychologie zuzuwenden. Es mag der Umweg über Neurolinguistisches Programmieren gewesen sein, der Shapiro auf Augenbewegungen aufmerksam machte. Im NLP schreibt man Augenbewegungen eine Rolle beim Wiedererinnern bzw. beim Imaginieren zu, wobei es bisher an empirischen Befunden hierzu fehlt (Richter, 2019b; Richter, 2023).

Über diese merkwürdige Behandlungsmethode, die sie später EMDR nennen sollte, wurde sie 1988 promoviert, als sie 22 Patient:innen mit PTBS mit jeweils einer Sitzung sakkadischer (d. h. ruckartiger) Augenbewegungen behandelt hatte, und zwar erfolgreich (die Proband:innen erfüllten die Kriterien für das Vorliegen einer PTBS nach der Behandlung nicht mehr).

Im offiziellen Narrativ geht dieser ersten Studie die Entdeckung der Wirksamkeit von Augenbewegungen durch einen Spaziergang im Park 1987 voraus, wo Shapiros Stimmung sich verbessert haben soll, nachdem sie mit den Augen Lichtstrahlen folgte, die durch die Blätter der Bäume im Park fielen.

Joseph Wolpe, verhaltenstherapeutischer Pionier im Bereich der systematischen Desensibilisierung, wurde auf die Arbeiten von Shapiro aufmerksam und lud sie dazu ein, ihre Arbeiten auf einem Kongress vorzustellen. Wolpe führte auch selbst eine Studie zu EMDR durch, in deren Publikation er weitere Forschung zu EMDR empfahl. Shapiro eröffnete das EMDR Institut in Kalifornien, bildete weltweit Psychotherapeut:innen aus und es folgten viele Studien mit EMDR, sodass es dann auch in Deutschland 2015 für die Behandlung der PTBS in Kassenpraxen zugelassen wurde (s. hierzu Esser & Cierpka, 2014; Rudolf & Schulte, 2006 sowie Wissenschaftlicher Beirat Psychotherapie, 2006).

SUD-Skala und VoC-Wert. Die SUD-Skala und der VoC-Wert werden standardmäßig in der EMDR-Behandlung verwendet. Die SUD-Skala (»Subjective Units of Disturbance«) stammt von Wolpe (1969). Mit ihr kann zurückgemeldet werden, wie stark eine Belastung von 0 = neutral bis 10 = maximal vorstellbare Belastung ist. Mit der VoC-Skala (VoC steht dabei für »Validity of Cognition«) von Shapiro (1995) kann angegeben werden, wie stimmig eine positive Kognition in Ich-Form ist auf einer Skala von 1 = ganz falsch bis 7 = ganz richtig. Diese Werte werden auch auf den Ablaufprotokollen standardmäßig verwendet.

AIP-Modell. Es gab zu dieser Zeit natürlich auch ein psychologisches Modell bezüglich der Wirksamkeit von EMDR, das AIP-Modell, kurz für »Adaptive Information Processing« (»angepasste Informationsverarbeitung«), das die Senkung von Beschwerden durch das Bearbeiten belastender Erinnerungen, Trigger und Zukunftsbefürchtungen vorhersagt. Aber bis 2019 waren es »nur« Vermutungen, weshalb EMDR wirkt, bis die Studie von Baek et al. (2019) zeigte, dass Augenbewegungen eine Region im Gehirn stimuliert (Coliculus superior, zuständig fürs Tiefensehen), die über eine zentrale Schaltstelle im Gehirn (Hypothalamus) Angstreaktionen der Mandelkerne inhibiert (s. auch die ausführlichen Erklärungen bei Spitzer, 2019).

Wichtig

Menschen mit PTBS haben bereits einen erheblichen Kontrollverlust erlebt und versuchen, Erinnerungen daran zu vermeiden. Die Patient:innen sollten also keine Angst (oder so wenig wie möglich) davor haben, wenn wir für die Traumaverarbeitung die »Büchse der Pandora« wieder öffnen. Metaphorisch kann dies gegenüber Patient:innen bezeichnet werden als »die Sondermülltonne auf- und zumachen«. Es ist daher aber davon abzuraten, ohne hinreichende Vorbereitung die EMDR-Stimulation anzuwenden. Ebenfalls ist eine grundlegende therapeutische Schulung notwendig, bevor eine EMDR-Behandlung durchgeführt wird. Den Patient:innen sollte die größtmögliche Kontrolle gegeben werden und sie sollten verstehen, was in der Sitzung passieren wird. Interventionen sind daher relativ ausführlich zu erklären.

Eine EMDR-Behandlung besteht klassisch aus 8 Phasen (s. **INFO 2**). Im vorliegenden Tools-Buch wird zunächst auf die erste und zweite Phase (s. Kap. 1 und Kap. 2) der EMDR-Behandlung eingegangen. Daran anschließend finden sich in Kapitel 3 die EMDR-Ablaufschemata nach Störungsbildern, die mit der dritten Phase beginnen und danach zu den Phasen 4 bis 8 überleiten. Abschließend bietet das Kapitel 4 Arbeitsmaterialien, die nach der EMDR-Behandlung sinnvoll sind und für eine Rückfallprophylaxe eingesetzt werden können.

Hinweise zur Arbeit mit diesem Buch

Zur besseren Orientierung sind die Arbeits- und Informationsblätter mit verschiedenen Icons ausgestattet. So können Sie sofort erfassen, für wen die Materialien vorgesehen sind und wie sie eingesetzt werden sollten. Folgende Icons werden Ihnen in diesem Buch begegnen:

T **»Therapeut:in«:** Dieses Icon kennzeichnet Arbeits- und Informationsblätter, die sich an die Therapeut:innen selbst richten.

P **»Patient:in«:** Dieses Icon kennzeichnet Arbeits- und Informationsblätter, die den Patient:innen zur Bearbeitung ausgehändigt werden.

»Wie sage ich's«: Dieses Icon kennzeichnet Beispiele in wörtlicher Rede als Beispielformulierungen für Therapeut:innen.

Informationsmaterial

INFO 1 Was ist EMDR?

Hier finden Sie die wichtigsten Informationen über die Entstehungsgeschichte, den dreigliedrigen Ansatz, Ablauf der Behandlung, Verträglichkeit und Dauer der Behandlung. Das Informationsblatt kann sowohl für Therapeut:innen als auch für Patient:innen hilfreich sein, um sich auf die EMDR-Behandlung einzustellen.

INFO 2 Die 8 Phasen der EMDR-Behandlung

Die EMDR-Behandlung läuft beim sogenannten EMDR-Standard-Ablaufschema (Shapiro, 1995) in acht Phasen ab. Diese wurden auf dem Informationsblatt nach Shapiro und Laliotis (2011, S. 194) beschrieben. Das Informationsblatt bietet Therapeut:innen eine prägnante Zusammenfassung der acht Phasen.

Was ist EMDR?

Entstehungsgeschichte

EMDR ist eine Psychotherapieform, bei der das Gehirn dazu angeregt wird, belastende Erinnerungen zu verarbeiten. Dies erfolgt in der Verarbeitungsphase über Augenbewegungen und andere Stimulationswege mit dem Ziel, dass Belastungen wie zum Beispiel Traumatisierungen sich nicht mehr belastend anfühlen, sondern als etwas Vergangenes im Gedächtnis abgelegt werden können. Auf diese Weise sollen belastende Erlebnisse nicht mehr störend in die Gegenwart einwirken.

Das AIP-Modell von Shapiro (1995) ist das zentrale EMDR-Störungsmodell. Die Abkürzung steht für Adaptive Information Processing, zu deutsch adaptive (angepaßte) Informationsverarbeitung. Francine Shapiro, die Entwicklerin von EMDR, schrieb zum Problem unverarbeiteter Erinnerungen, die sich immer noch belastend anfühlen: »The Past is Present«. Damit meinte sie, dass das Problem für Betroffene darin besteht, dass vergangene Belastungen wie zum Beispiel Angstgefühle oder schmerzhafte Körpererinnerungen gegenwärtig noch spürbar sind.

Bei einer EMDR-Behandlung werden zunächst schöne Erlebnisse gesammelt und mit langsamen Augenbewegungen (oder alternativen Stimulationen anderer Sinne) verankert. So können Patient:innen die EMDR-Methode zunächst einmal mit angenehmen Inhalten kennenlernen. Diese sogenannte Ressourcenarbeit wirkt sich auf die Arbeit mit belastenden Erinnerungen stabilisierend und stärkend aus.

Dreigliedriger Ansatz

Für die EMDR-Behandlung mit belastenden Ereignissen wird in der

(1) Diagnostik gesammelt, welche vergangenen Belastungen es gab, die sich heute noch belastend anfühlen (z. B. ein Autounfall, jahrelange Gewalt in der Kindheit oder Mobbing-Erfahrungen in der Schule),
(2) wodurch diese im Alltag angetriggert werden (z. B. Unfallmeldungen in den Nachrichten, Berichte über Gewalt in der Kindheit oder Mobbing) und
(3) welche Zukunftsbefürchtungen es gibt (z. B. wieder in einen Unfall verwickelt zu werden, wieder gemobbt zu werden).

Dies nennt man »den dreigliedrigen Ansatz des EMDR«.

Ablauf der Behandlung

Bei der weiteren EMDR-Behandlung wird in der Regel das früheste Ereignis oder ein Schlüsselereignis bearbeitet, indem man sich zunächst auf den schlimmsten Moment konzentriert (z. B. Aufprall auf ein anderes Auto bei einem Unfall), zusammen mit einem negativen Satz, der quasi den Schaden abbildet, den man heute noch bezüglich der Sicht auf sich selbst hat (z. B. »Ich bin in Gefahr«). Außerdem mit den Gefühlen, die bei der Erinnerung an den Unfall auftauchen und wo im Körper aktuell eine Belastung bei der Erinnerung an das Ereignis spürbar ist.

Sofern es sich nicht um ein Einzelereignis handelt, sondern eine Serie von Ereignissen (z. B. bei Gewalt in der Kindheit oder bei Mobbing in der Schulzeit), kann der schlimmste oder ein repräsentativer Moment bearbeitet werden.

Was ist EMDR?

Sobald die EMDR-Stimulation einsetzt, wird das Startereignis aber losgelassen, d. h. die Konzentration erfolgt nicht mehr auf das Ursprungsereignis, sondern auf innere Vorgänge, die während der Stimulation erfolgen. Dies können weitere Erinnerungsbilder sein (z. B. wie es weiterging), aber auch Gedanken, Emotionen und / oder Körperwahrnehmungen. Man geht dabei automatisch die innere Sammlung an Erinnerungen durch, bis automatisch nach einiger Zeit eine Entlastung erfolgt, weil man mit seinem Erleben im sicheren Hier und Jetzt ankommt. Ob diese Verarbeitung eine oder mehrere Sitzungen dauert, hängt davon ab, welche Dauer an Verarbeitung die Seele benötigt.

Verträglichkeit

EMDR ist erfahrungsgemäß eine gut verträgliche Therapieform. Sofern sich Betroffene in aktueller Sicherheit befinden (z. B. ohne Täterkontakt) und über eine gute Regulationsmöglichkeit eigener Emotionen verfügen (z. B. kein selbstschädigendes Verhalten, sondern die Fähigkeit, sich selbst zu beruhigen), wird eine EMDR-Behandlung gut verträglich sein. Die EMDR-Behandlung bringt, zumindest für einige Minuten, meist mit sich, sich detailliert an Belastungen zu erinnern, bis die Entlastung erfolgt. In seltenen Fällen wird beobachtet, dass Patient:innen nach einer EMDR-Behandlung bis zu drei Nächten nicht gut schlafen, sondern noch von den Belastungen träumen. Man spricht hierbei von »Nachprozessieren«, d. h. die in Gang gebrachte Verarbeitung geht im Schlaf noch weiter.

> **Wichtig**
>
> EMDR sollte dann (noch) nicht angewandt werden, wenn noch Täterkontakt besteht, also noch keine reale Sicherheit im Hier und Jetzt gegeben ist. Auch sollte gewährleistet sein, dass Patient:innen sich selbst beruhigen können, damit sie nicht retraumatisiert werden.

Indikation und Wirkung

EMDR kann angewandt werden bei allen Belastungen, die sich gegenwärtig noch belastend anfühlen, denn das AIP-Modell von Shapiro (1995), das für »Adaptive Information Processing« steht (zu deutsch »angepasste Informationsverarbeitung«) ist so konzipiert, dass alte Belastungen verarbeitet und als vergangen im Gedächtnis abgespeichert werden können.

Die Wirkung von EMDR, die oft beobachtet wird, ist, dass Erinnerungen verblassen, in die Distanz gehen. Erinnerungsbilder, die ggf. sehr deutlich und dadurch verstörend oder erschreckend waren, sind oftmals nicht mehr deutlich erkennbar. Auch können Bilder sich deutlich verwandeln wie z. B., dass das heutige Ich das frühere Ich aus einer Gefahrensituation herausholt oder dass man sich selbst in einer Position der Stärke wahrnimmt. Bei Trauerfällen kann sich z. B. Akzeptanz und innere Ruhe einstellen. Nach einer EMDR-Sitzung berichten viele Patient:innen, dass sie sich angestrengt fühlen und spüren, dass das Gehirn etwas geleistet hat. Oftmals wird auch von einer starken Entspannung berichtet. Weitere Informationen zu Risiken und Nebenwirkungen finden sich bei Hase und Hofmann (2005).

Anzahl der Sitzungen

Wie viele Sitzungen nötig sind, hängt vom individuellen Fall ab. Für die Einschätzung der Dauer einer EMDR-Behandlung kann eine Rolle spielen, wie oft jemand einer Traumatisierung oder Belastung ausgesetzt war (einmal versus jahrelang) und in welchem Alter Traumatisierungen oder Belastungen stattfanden (in der frühen Kindheit versus im Erwachsenenalter). So darf jede:r Patient:in die Verarbeitung so lange in Anspruch nehmen, wie diese nötig ist. Sie kann wenige Sitzungen bis hin zu mehreren Monaten dauern, je nach Fall.

INFO 2 • T

Die 8 Phasen der EMDR-Behandlung

Die EMDR-Behandlung verläuft in einer festen Struktur, bestehend aus acht Phasen (Shapiro, 1995):

(1) Anamneseerhebung
(2) Vorbereitung und Stabilisierung
(3) Auswahl eines zu bearbeitenden Themas,
(4) Desensibilisierung und Verarbeitung,
(5) Verankerung einer positiven Kognition,
(6) Körpertest
(7) Abschluss
(8) Neubewertung

Phase 1: Diagnostik (Test- und Interviewdiagnostik, Anamneseerhebung, Ermittlung des individuellen AIP-Modells)

Phase 2: Stabilisierung, z. B. Sicherungstechniken zur Emotionsregulation wie Tresor und Sicherer Ort (Reddemann, 2022), Verankerung positiver Erlebnisse mit dem EMDR-Ressourcenaufbau nach Kiessling (2009), und Verankerung von gewünschten Kräften mit der EMDR-Absorptionstechnik nach Hofmann (2010), bei Bedarf können noch weitere Ressourcentechniken angewendet werden.

Phase 3: Auswahl eines zu bearbeitenden Ereignisses: Erfassung des belastensten Bildes, des damit verbundenen negativen Glaubenssatzes, der gewünschten positiven Zielkognition, der gegenwärtigen, mit dem Bild in Zusammenhang stehenden Emotion und Körperempfindung sowie Erfassung der gegenwärtig erlebten Belastung bezüglich des Bildes auf der SUD-Skala von 0–10 (SUD-Skala, »Subjective Units of Disturbance« nach Wolpe, 1969).

Phase 4: Desensibilisierung und Reprozessieren des ausgewählten Ereignisses: Verarbeitung belastender Erinnerungen und Trigger bis zur Auflösung und Verarbeitung aller Erinnerungskanäle bis zur vollständigen Integration von Erinnerungen.

Phase 5: Überprüfung und Verankerung einer positiven Kognition: mit EMDR wird die beste positive Kognition verankert, die am Ende der Verarbeitung stimmt (ob es sich um die in Phase 3 gewählte Kognition handelt oder eine nun richtig erscheinende).

Phase 6: Körperscan. Es wird überprüft, ob es noch Reste belastender Körperwahrnehmungen gibt.

Phase 7: Nachbesprechung des EMDR-Prozesses am Ende einer Sitzung. Dies beinhaltet auch eine Überprüfung der Stabilität des / der Patient:in am Ende der Sitzung und in der Zwischenzeit bis der nächste Termin stattfindet. Hinweis auf die in Phase 2 erlernten Sicherungstechniken, die bei Bedarf angewandt werden können, sowie darauf, möglicherweise aufkommende neue Erinnerungen für weitere Sitzungen zu notieren.

Phase 8: Exploration des Verarbeitungsstandes zu Beginn der nächsten Sitzung. Überprüfung, wie der Stand der Verarbeitung des bearbeiteten Themas ist, ggf. Auswahl eines weiteren Themas bzw. einer weiteren Erinnerung oder eines Triggers aus dem individuellen AIP-Modell.

Weiterführende Literatur

Hofmann, A. (2010). The Absorption Technique. In: Luber, M. (Hrsg.) Eye Movement Desensitization and Reprocessing (EMDR) Scripted Protocols: Special Populations. New York: Springer.

Kiessling, R. (2009). Resource Strengthening. In: Eye Movement Desensitization and Reprocessing (EMDR) Scripted Protocols: Basics and Special Situations. New York: Springer.

Reddemann, L. (2022). Imagination als heilsame Kraft. Stuttgart: Klett-Cotta.

Shapiro, F. (1995). Eye Movement Desensitization and Reprocessing: Basic Principles, Protocols, and Procedures. New York: Guilford Press.

Wolpe, J. (1969). The Practice of Behavior Therapy. New York: Pergamon Press.

1 Phase 1: Diagnostik

> **Wichtig**
>
> Eine gründliche Diagnostik ist auch in der EMDR-Behandlung wichtig, um zu erfahren, welche biographischen Belastungen ggf. noch nicht verarbeitet sind, wodurch jemand in der Gegenwart angetriggert wird, aber auch, welche belastenden Erfahrungen in der Zukunft befürchtet werden. Sehr interessant für die weitere Behandlungsplanung sind auch die Hinweise auf Dissoziationen, beispielweise auch dissoziative Amnesien.

Das AIP-Modell von Shapiro als zentrales EMDR-Störungsmodell

Francine Shapiro hat 1995 das sogenannte AIP-Modell beschrieben. Zunächst bedeutete die Abkürzung »Accelerated Infomation Processing Model«, später dann »Adaptive Information Processing Model«. Shapiro bediente sich dabei explizit der Begrifflichkeit »neuronale Netzwerke« und intendierte einen Paradigmenwechsel im Verständnis von therapeutischer Veränderung, indem sie auf die Terminologie aus dem Bereich der neurophysiologischen Informationsverarbeitung zurückgriff und dabei sowohl *Erinnerungs-* als auch *neuronale* Netzwerke meinte.

Das AIP-Modell dient als Erklärungsmodell, weshalb Beschwerden von Patient:innen dem Muster »The Past is Present« zu folgen scheinen: Shapiro sieht das Modell als eine »Landkarte«, d. h. als eine Metapher zur Übersicht der Störungs- und Behandlungsstruktur, die allgemein ist und auch dem Verständnis der Informationsverarbeitung gerecht wird. Mit dem Modell lässt sich der Unterschied darstellen, ob ein belastendes Ereignis verarbeitet wurde oder nicht.

Belastende Erinnerungsnetzwerke

Shapiro (1995) bezieht sich auf die Erinnerungs-Netzwerk-Hypothese, derzufolge ein Erinnerungsnetzwerk ein assoziiertes Informationssystem darstellt, in dem in einer Serie von Kanälen in assoziativen Gedächtnisnetzwerken Erinnerungen, Gedanken, Bilder, Gefühle und Wahrnehmungen abgespeichert und miteinander verbunden sind. Diese Netzwerke werden bei der EMDR-Behandlung bewusst angesteuert, indem Patient:innen nach spezifischen Erinnerungen, Traumbildern, Personen oder Ereignissen gefragt werden. Die angesteuerten spezifischen Inhalte werden im EMDR als »Knoten« bezeichnet – also Orte einer zentralen Information in einem Netzwerk. EMDR ist hierbei eine Behandlung, deren Ansatz es ist, beginnend an einem solchen Knoten durch die entstandenen Erinnerungsnetzwerke voranzuschreiten. Hintergrund ist die Verarbeitung mit dem Ziel einer physiologischen Balance: durchs Reprozessieren findet ein Lernprozess statt, der eine Auflösung vergangener Belastung zur Folge hat und auf die Integration eines positiven kognitiven Schema hinausläuft (zum Beispiel »Ich habe jetzt Kontrolle« oder »Ich bin liebenswert« oder »Ich kann damit umgehen«). Bewirkt wird dies durch die Vernetzung mit passenden, in diesem Fall neutralen oder gar positiven Assoziationen.

Shapiro empfiehlt hierbei für die Psychoedukation die Metapher, dass der Verarbeitungsprozess sei, als ob ein Zug seiner festen Route folgt: Die Information (im Sinne einer unverarbeiteten, belastenden Erinnerung) startet zunächst in ihrer bereits etablierten dysfunktionalen Form im Verarbeitungsprozess des Reprozessierens, und wenn die Informationsverarbeitung durch EMDR angeregt werde, folgt der Zug zwar den bekannten Gleisen, wirft aber an jeder Haltestelle dysfunktionale Informationen heraus und nimmt weniger problematische Information auf, so wie an einer Haltestelle Passagiere in den Zug ein- und aussteigen.

Die Information über eine belastende Erinnerung, die noch nicht verarbeitet wurde, ist nach Shapiro bei traumatisierten Patient:innen genauso abgespeichert, wie sie ursprünglich erlebt wurde, da das

Informationsverarbeitungssystem blockiert wurde. Die Information ist demnach »eingefroren in der Zeit« und isoliert in einem eigenen neuronalen Netzwerk, abgespeichert in seiner ursprünglichen verstörenden Form. Das Isolieren in einem eigenen Netzwerk fand statt wegen der Intensität des erlebten Affektes. Das isolierte Netzwerk ist nicht erreichbar für Ergebnisse therapeutischer Gespräche, Lesen von Selbsthilfebüchern, positive gegenteilige Erfahrungen, da diese in einem separaten Netzwerk abgespeichert sind.

Als Grund für unverarbeitete Erinnerungsnetzwerke, die Beschwerden auslösen, nennt Shapiro (1995) den Verlust neuronaler Homöostase unter Stress durch die Ausschüttung von Stresshormonen und die Veränderung von Neurotransmittern. Mittels EMDR komme das Gehirn in einen Zustand der Verarbeitung.

Ressourcenorientierte Netzwerke

Nach Shapiro bewirkt EMDR, dass unverarbeitete Erinnerungsnetzwerke so lange durchgearbeitet werden, bis eine Verbindung zu ressourcenorientierten, positiven Netzwerken geschaffen wird (s. Abb. 1.1). Verarbeitung bedeutet demnach, wie im Netzwerk I., dass in einem Kanal assoziativer Erinnerungsnetzwerke eine Bahnung von negativen zu positiven Erinnerungen, Bildern und/oder Gedanken existiert. Beispiel: Jemand erinnert nicht nur den Moment eines Unfalls, sondern auch, wie alle Schäden gut abgewickelt wurden und dass es keinen Personenschaden gab. Netzwerk II zeigt, dass es zwischen belastenden Erinnerungen und positiven Ressourcen (Bildern, Gedanken, Emotionen) noch keine Bahnung gibt, so dass nur der belastende Teil eines Ereignisses (zum Beispiel eines Unfalls) erinnert wird. Dies bewirkt bei Betroffenen, dass sie bezüglich eines unverarbeiteten Ereignisses nur den belastenden Teil der Vergangenheit erinnern und mental/emotional noch nicht im Hier und Jetzt einer sicheren Gegenwart angekommen sind.

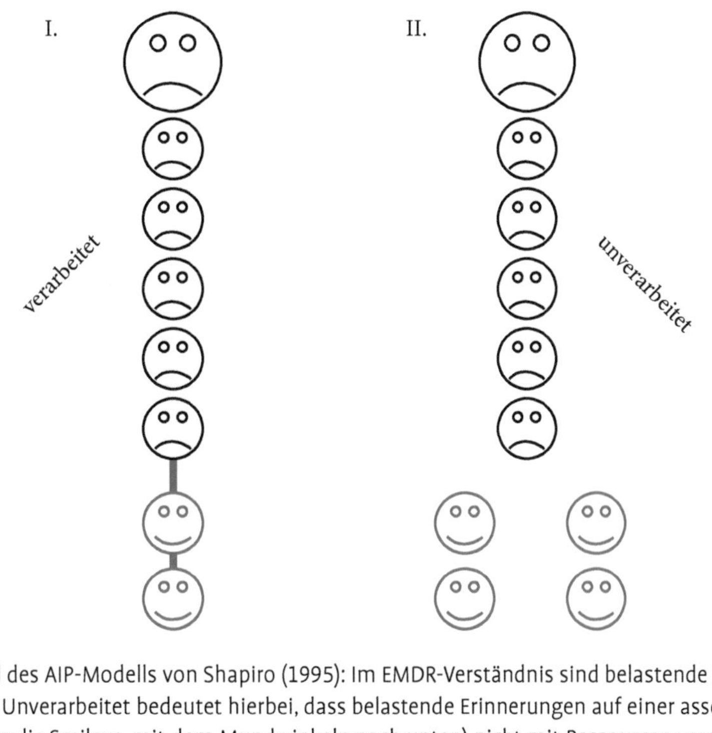

Abbildung 1.1 Detail des AIP-Modells von Shapiro (1995): Im EMDR-Verständnis sind belastende Erinnerungen solche, die unverarbeitet sind. Unverarbeitet bedeutet hierbei, dass belastende Erinnerungen auf einer assoziativen Gedächtnisebene (in der Abbildung die Smileys, mit dem Mundwinkeln nach unten) nicht mit Ressourcen vernetzt sind. Eine Ressource kann hingegen zum Beispiel der Gedanke »Es ist vorbei« oder »Ich kann damit umgehen« oder »Ich habe heute Kontrolle« sein (in der Abbildung symbolisiert als Smileys mit den Mundwinkeln nach oben). In der Abbildung sind verarbeitete vs. unverarbeitete Kanäle als Teil von Erinnerungsnetzwerken abgebildet. Das Erinnerungsnetzwerk I ist mit Ressourcen verbunden, beim Netzwerk II besteht zwischen negativen Erinnerungen und Ressourcen keine Verbindung (s. auch Richter, 2019b)

Nach der ersten Vernetzung von belastenden mit ressourcenorientierten Netzwerken erfolgt die Rückfrage nach dem Belastungsgrad des belastenden Ausgangsbildes. Sofern die Belastung noch nicht auf SUD=0 gesunken ist (SUD steht für »Subjective Units of Disturbance«, Wolpe, 1969), wird die Restbelastung ermittelt. Diese Restbelastung wird als ein weiterer »Kanal« an belastenden Erinnerungen bezeichnet, also eine weitere Menge an assoziativen unverarbeiteten Erinnerungen, der aus belastenden Bildern, Gedanken, Emotionen und Körpererinnerungen bestehen, die unter EMDR-Stimulation reprozessiert werden, bis auch hier eine Vernetzung mit Ressourcen erfolgt. Diese Prozedur erfolgt in der sogenannten Phase 4 des EMDR so lange, bis die Betroffenen idealerweise keine Belastung beim Gedanken an das ursprüngliche Ereignis mehr angeben (s. Abb. 1.2). Die zuvor in Phase 3 erhobene positive Zielkognition (z. B. »Es ist vorbei« oder »Ich kann damit umgehen« oder »Ich habe jetzt Kontrolle«) stimmt dann idealerweise maximal (auf der VoC-Skala von Shapiro, steht für Validity of Cognition, von 1 = ganz falsch bis 7 = ganz richtig).

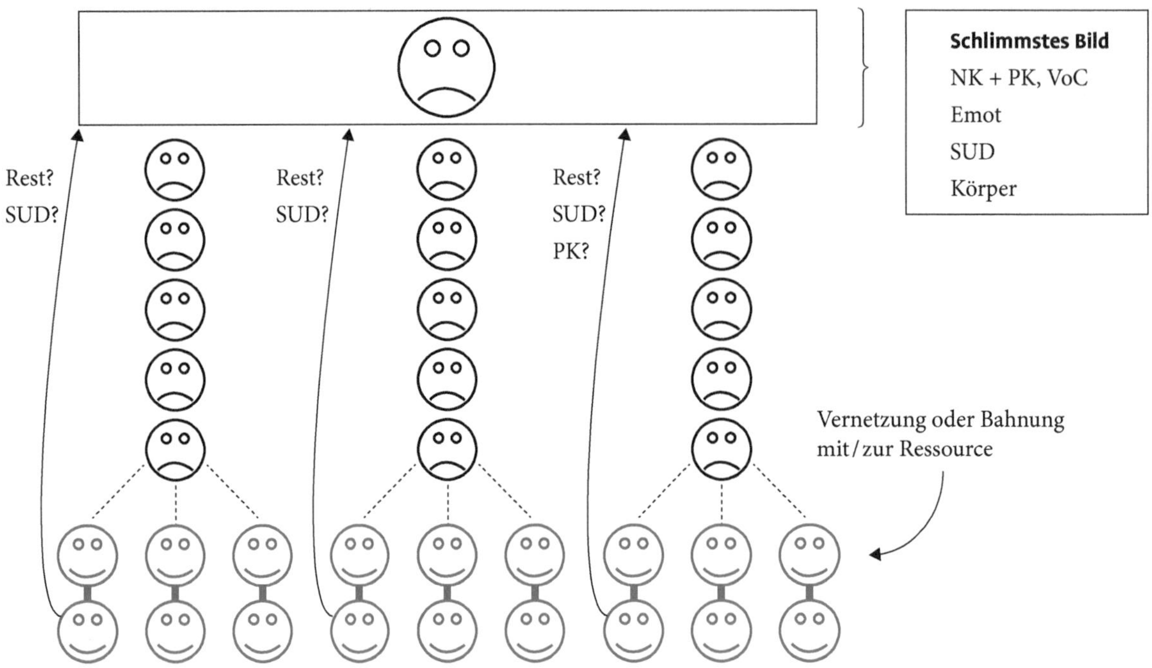

Abbildung 1.2 AIP-Modell nach Shapiro (1995); NK = negative Kognition, PK = positive Kognition; VoC = Validity of Cognition; Skala von 1 »ganz falsch« bis 7 »ganz richtig« nach Shapiro; Emot = Emotion beim Erinnern des schlimmsten Bildes; SUD = Subjective Units of Disturbance nach Wolpe (1969): Skala von 0 »neutral« bis 10 »maximal vorstellbare Belastung«; Körper: wo die Belastung genau spürbar ist

Der dreigliedrige Ansatz

Das AIP-Modell bezieht sich jedoch nicht nur auf vergangene Belastungen, die erinnert werden – der dreigliedrige Ansatz erfasst auch gegenwärtige Trigger sowie Zukunftsbefürchtungen, wie in Abbildung 1.3 dargestellt.

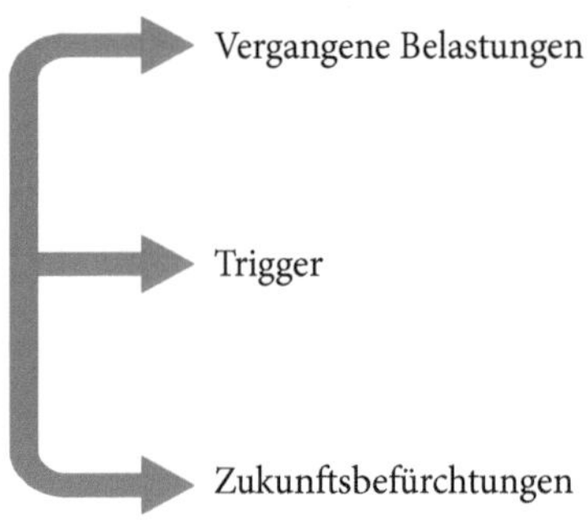

Abbildung 1.3 Dreigliedriger Ansatz des EMDR

Das AIP-Modell bietet damit eine übersichtliche Gliederungsmöglichkeit, die Beschwerden der Patient:innen zu erfassen und für die Bearbeitung mit EMDR zuerst zu strukturieren.

Beispiel

Ein:e Patient:in hat einen Autounfall erlebt, der sie bis heute belastet. Wendet man den dreigliedrigen Ansatz beim EMDR an, ergibt sich:

(1) **Vergangene Belastung:** Autounfall
(2) **Trigger:** Unfallmeldungen im Radio
(3) **Zukunftsbefürchtungen:** wieder einen Unfall haben

Vier thematische Domänen

Die betroffenen dysfunktionalen Kognitionen der Patient:innen werden ermittelt, indem erfasst wird, zu welcher sogenannten thematischen Domäne die mit negativen (Selbst-)Bildern oder Erwartungsängsten verbundenen negativen Kognitionen gehören. Thematische Domänen, die vom belastenden Erleben betroffen sein können, sind:

- Sicherheit
- Verantwortung
- Selbstwert
- Wahlmöglichkeiten

Während der EMDR-Behandlung bewirkt die Verarbeitung negativer Bilder, dass eine negative Kognition (z. B.: »Ich bin in Gefahr.«) an Richtigkeit verliert und die zu Anfang der Stimulation festgelegte positive Zielkognition (z. B. »Es ist vorbei.«) an Richtigkeit gewinnt. Alternativ ist es auch möglich, dass eine im Verarbeitungsprozess aufgetauchte positive Kognition für richtig erachtet wird und somit zur Verarbeitung beiträgt.

Sinnbildlich steht das Erleben einer Belastung für »die Fahrt durch einen Tunnel« und damit für die Konfrontation mit einer Beeinträchtigung entweder von Sicherheit, einem Problem im Bereich Verantwortung, einer Beeinträchtigung des Selbstwerts oder einer Einschränkung von Wahlmöglichkeiten, um festzustellen, wo der Zug im Tunnel steckengeblieben ist, um ihn durch den Tunnel zu bringen.

Beispiel

Die Person mit dem Autounfall erlebt sich als schutzlos. Dabei spielt die Domäne »Sicherheit« eine Rolle. Diese Person befindet sich auch gegenwärtig emotional, kognitiv, sensorisch und physiologisch noch »im Tunnel«, obwohl der Unfall schon lange vorbei sein mag.

Die Anregung der Verarbeitung mittels EMDR kann eine Auflösung der eingefrorenen Erinnerung bewirken mit dem Effekt, dass auch eine positive Kognition wie »Es ist vorbei« als stimmig erlebt wird (metaphorisch gedacht, ist der Zug dann durch den Tunnel und damit rausgefahren).

Die Identifikation der pathogenen Erinnerungen für eine EMDR-Behandlung

Für die Fallkonzeption einer EMDR-Therapie liegt die Betonung auf einer Identifizierung der physiologisch gespeicherten Erinnerungen als Hauptgrundlage von diesbezüglichen Pathologien und die Anwendung einer spezifisch zielgerichteten Informationsverarbeitung als hauptsächliche Triebfeder für Veränderungen. Das übergeordnete Ziel von EMDR ist, gegenwärtige Probleme des täglichen Lebens zu erfassen, indem ein Zugang zu dysfunktional abgespeicherten Erinnerungen hergestellt wird, die durch gegenwärtige Lebensbedingungen der Betroffenen getriggert werden, und den natürlich neuronalen Verarbeitungsprozess in Gang zu bringen, wodurch die Erinnerungen auf dienliche Weise abgespeichert würden. Diese Form des rapiden Lernens durch das sogenannte »Reprozessieren« ist die Essenz der EMDR-Behandlung.

Passend zum AIP-Modell besagt das Konzept der pathogenen Erinnerungen, dass eine effektive Psychotherapie dazu führen sollte, maladaptive implizite Erinnerungen und abnorme synaptische Plastizität zu tilgen (Shapiro, 1995). Dies geschieht durch Zersetzen unerwünschter Erinnerungen mittels Hemmung von Konsolidierung und Rekonsolidierung sowie Extinktion (s. Richter, 2019b).

Konsolidierung wird beschrieben als der Prozess der Überführung von Information vom Kurz- ins Langzeitgedächtnis in persistierende Modifikationen in der synaptischen Architektur in spezifischen Hirnregionen (Müller & Pilzecker, 1900).

Der Mechanismus der **Rekonsolidierung** (d. h. der erneuten Speicherung von Gedächtnisinhalten nach dem Abruf einer Erinnerung) geht mit einem labilen Stadium einer Erinnerung nach deren Reaktivierung einher. Es zeigt sich jedoch mittlerweile, dass der Prozess der Speicherung von Erinnerungen mit jedem Erinnern wiederholt wird, und dass Erinnerungen, die im Langzeitgedächtnis gespeichert sind, nicht irreversibel sind, im Gegenteil, diese könnten aktualisiert, verändert oder ausgelöscht werden (s. Rüegg, 2009, und Richter, 2019b).

Wichtig

Achten Sie in der Diagnostik darauf, wenn Patient:innen Ihnen von Ereignissen berichten,

- die sie immer noch belasten,
- die sie noch wie heute vor sich sehen,
- bezüglich derer sie aktuell noch eine Belastung empfinden oder
- die sie und ihr Selbstbild negativ geprägt haben.

Diese Informationen weisen auf Targets hin, die im EMDR-Prozess anzusteuern sind, damit die unverarbeiteten Erinnerungen verarbeitet werden können und weniger bzw. nicht mehr belastend sind.

Arbeits- und Informationsmaterial

INFO 3 Ablauf der Diagnostik bezüglich traumatischer oder pathogener Erinnerungen

Für Psychotherapeut:innen finden sich hier Informationen, wie in der Diagnostikphase Ansatzpunkte für eine EMDR-Behandlung identifiziert werden können.

AB 1 Das AIP-Modell – der dreigliedrige EMDR-Ansatz

Das AIP-Modell ist das Störungsmodell der EMDR-Behandlung. Das Modell hilft dabei, die EMDR-Behandlung im ersten Schritt zu strukturieren und an die individuelle Situation der Patient:innen anzupassen. Es bietet zudem Informationen zur Erfassung transgenerational übermittelter Belastungen. Das Arbeitsblatt ist so gestaltet, dass es direkt für die EMDR-Behandlung von Therapeut:innen eingesetzt und ausgefüllt werden kann. Die verwendete SUD-Skala zur Einschätzung der Belastung orientiert sich an Wolpe (1969).

Ablauf der Diagnostik bezüglich traumatischer oder pathogener Erinnerungen

Zum Ermitteln der anzusteuernden Ansatzpunkte für eine EMDR-Behandlung ist eine strukturierte Diagnostik erforderlich. Erhoben werden die nötigen Informationen für das individuelle AIP-Modell.

Beim Erheben der biographischen Anamnese kann mit einem Anamnesebogen wie dem von Gravemeier (2003) gearbeitet werden, um biographische Belastungen, die noch nicht verarbeitet wurden, zu ermitteln, aber auch Ressourcen, z. B. solche, mit denen Belastungen bewältigt wurden. Ebenso eignet sich die Arbeit mit einer Zeitachse, wie von Hofmann und Luber (2009) beschrieben.

Bei der Arbeit mit einem diagnostischen Interview wie z. B. dem DIPS-OA (Margraf et al., 2017) kann nicht nur differentialdiagnostisch ermittelt werden, ob eine psychische Störung vorliegt, sondern auch, wann eine Störung begonnen hat und ggf wodurch. Etwaige Auslöser eignen sich ebenfalls für das Ansteuern mit EMDR.

In der Behandlung traumatisierter Patient:innen ist es wichtig zu ermitteln, ob die Betroffenen unter starken Dissoziationen leiden. Dies kann zum Beispiel mit der DES-II-Skala (Bernstein & Putnam, 1986) erfolgen. Ab einem Durchschnittswert von 25 % ist von einer dissoziativen Störung auszugehen. Dies bedeutet, dass einer Arbeit mit dem EMDR-Standard-Protokoll die Arbeit mit dem CIPOS-Verfahren vorzuschalten ist (Knipe, 2008). Hierbei steht CIPOS für Constant Installation of Present Orientation and Safety, und es wird mit den Betroffenen geübt, ein traumatisches Ereignis kurz zu erinnern und sich danach mit einer Technik der Wahl zu reorientieren (z. B. kognitive Skills aus der Dialektisch Behavioralen Therapie, wie von 100 jeweils 7 rückwärts abzuziehen).

Das Ausfüllen einer Zielcheckliste wie zum Beispiel dem Berner Inventar für Therapieziele (Grosse Holtforth & Grawe, 2016) ergibt den Auftrag der Patient:innen an die Psychotherapie. Dies schützt Psychotherapeut:innen davor, ohne Patientenauftrag zu überlegen, was verarbeitet werden soll, denn wenn Patient:innen klar benennen, dass beispielsweise traumatische Ereignisse verarbeitet werden sollen, liegt klar ein Auftrag zur Verarbeitung vor.

Erlebte Belastungen, die noch nicht verarbeitet wurden, können dann ins dreigliedrige AIP-Arbeitsblatt verarbeitet werden, das den EMDR-Arbeitsplan darstellt, um vergangene Belastungen, die noch nicht verarbeitet wurden, Trigger sowie Zukunftsbefürchtungen mit EMDR anzusteuern und zu verarbeiten.

Ablauf der Diagnostik bezüglich traumatischer oder pathogener Erinnerungen

P = Patient:in; Th = Therapeut:in

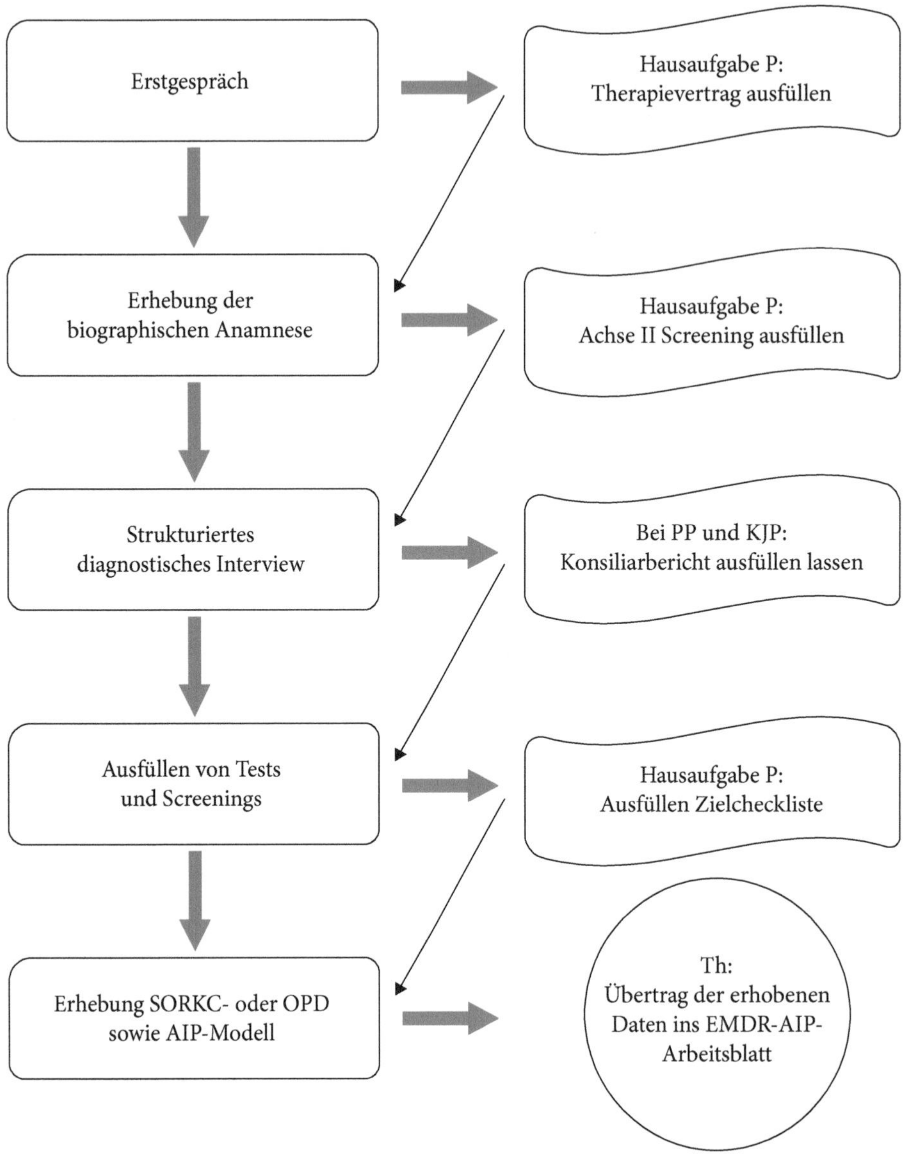

AB 1 • T

Das AIP-Modell – der dreigliedrige EMDR-Ansatz

Notieren Sie die Ergebnisse der probatorischen Phase bzw. der stationären Diagnostik für die folgende EMDR-Behandlung. Notieren Sie die Belastung auf der SUD-Skala von 0 bis 10 hinter den erhobenen Belastungen. Hierbei steht 0 für »neutral« und 10 für die »maximal vorstellbare Belastung«.

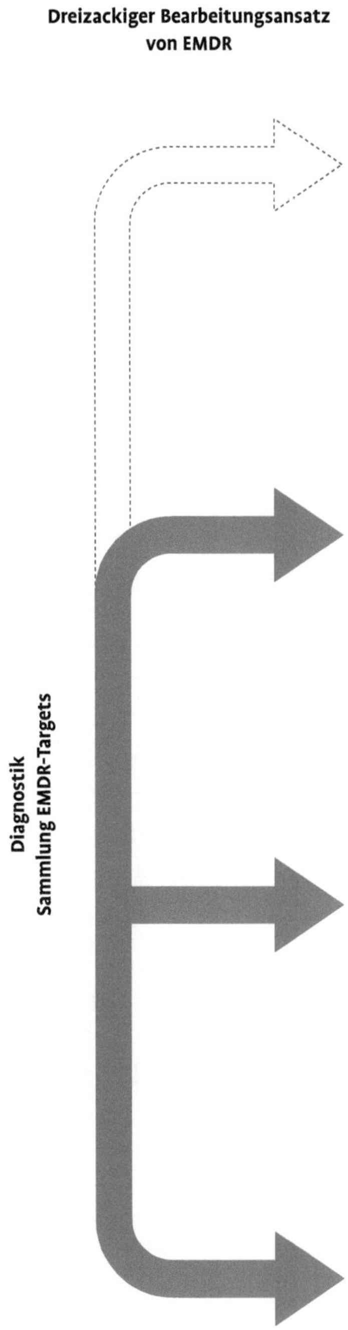

transgenerational

Für den Fall, dass Modelllernen eine Rolle spielt: Was erinnert der/die Patient:in von einer Situation, in der z. B. ein Familienmitglied Symptome einer bestimmten Störung zeigte?

Welche transgenerationalen Belastungen spielen möglicherweise bei der Entstehung der Beschwerden eine Rolle?

Vergangenheit

Erlebte Belastungen, die noch nicht verarbeitet wurden

Gegenwart

Situationen, die die Beschwerden antriggern (s. Informationen aus strukturierten Interviews):

Zukunft / Flashforwards

Welche Horrorvorstellungen gibt es, was passieren könnte?

2 Phase 2: Stabilisierung – Sicherungstechniken und Verankerung von Ressourcen

Die zweite Phase bei der EMDR-Behandlung besteht aus der Stabilisierung der Patient:innen, denn: Vor einer Verarbeitung belastender Ereignisse sollten Patient:innen erst einmal stabilisiert werden. Übungen zur Emotionsregulation und ressourcenorientierte Übungen vermitteln Patient:innen zudem ein Gefühl der Kontrolle, das sie im Laufe ihrer Krankengeschichte oftmals verloren haben. Die Verankerung von Ressourcen mit EMDR liefert außerdem wichtige diagnostische Hinweise über die psychische Stabilität von Patient:innen.

In diesem Kapitel finden sich daher Übungen, damit Patient:innen belastendes Material nach dem Erinnern bzw. Bearbeiten wieder bewusst verdrängen können und ihr Nervensystem beruhigen können, indem sie vom Sympathikus in den Parasympathikus umschalten können, d. h. vom Kampf- und Flucht-Nervensystem ins entspannte Nervensystem.

> **Wichtig**
>
> Erster Kontakt mit EMDR sollte nicht mit belastendem Material, sondern mittels Aufbau von Ressourcen erfolgen. Dies können beste Erinnerungen im Leben sein, aber auch gute Körpergefühle oder Ressourcen, die aufgrund von Selbstlob ermittelt werden.

Oft haben Patient:innen eine defizitorientierte Sichtweise, die durch eine Dankesübung umorientiert werden kann. Die dazugehörigen Arbeitsmaterialien finden sich im folgenden.

Arbeits- und Informationsmaterial

INFO 4 Informationen zu Emotionsregulation

Nach traumatischen Erfahrungen funktioniert das Ablegen belastenden Materials im Gehirn als vergangenes Ereignis oder Thema oftmals nur bedingt. Daher müssen Intrusionen bewusst mittels einer Technik verdrängt werden. Positives Material wie beste Erinnerungen und Gründe für Selbstlob können mittels EMDR verankert werden. Das Informationsblatt bietet mögliche Ansatzpunkte für Interventionen zur Emotionsregulation.

AB 2 Traumatherapeutische Sicherungstechnik: bewusstes Verdrängen

Nach einer Traumatisierung funktioniert die automatische Verdrängung nicht mehr, was sich durch Intrusionen und Flashbacks bemerkbar macht. Daher muss vor einer Traumabearbeitung die Fähigkeit, belastendes Material nach einer traumabearbeitenden Sitzung und zwischendurch verdrängen zu können, eingeübt werden, um eine Retraumatisierung zu vermeiden.

INFO 5 Verankerung von Ressourcen mit EMDR

Ressourcenarbeit ist in der Psychotherapie generell eine förderliche Prozessvariable. Beim EMDR liefert sie auch wichtig diagnostische Informationen über die Stabilität von Patient:innen und wie lange die EMDR-Phase 2 ggf. geplant werden muss.

AB 3 Exploration von besten Erlebnissen zum EMDR-Ressourcenaufbau

Mit diesem Arbeitsblatt können die besten Erlebnisse von Patient:innen gesammelt werden, um diese mit EMDR in der EMDR-Phase 2 verankern zu können. Es handelt sich um ein weiteres Arbeitsblatt zur Ermittlung von EMDR-Ressourcen. Diese Übung ist aber auch generell eine schöne Übung zum Selbstwertaufbau.

AB 4 Vier-Felder-Selbstlobeübung: EMDR-Ressourcenaufbau

Die Vier-Felder-Selbstlobeübung bietet Patient:innen eine Hilfestellung dabei, positive Aussagen über sich machen zu können. Durch vier verschiedene Themenbereiche können Erinnerungen dabei helfen, Positives über sich selbst sagen zu können.

AB 5 Dankesübung zum EMDR-Ressourcenaufbau

Auch Gründe, für die Patient:innen dankbar sind, können Ansatzpunkte sein, um Material für den EMDR-Ressourcenaufbau zu generieren.

Informationen zu Emotionsregulation

Emotionsregulation ist in einer traumaverarbeitenden Behandlung wichtig, damit Patient:innen nicht von belastenden Emotionen geflutet werden – wie dies in einer traumatisierenden oder pathogenen Situation der Fall war.

Vor einer Behandlung, bei der psychische Traumatisierung(en) verarbeitet werden sollen, ist es wichtig, mit Patient:innen Übungen zur Regulation von starken Emotionen einzuüben.

Zum einen soll dies den Patient:innen das Gefühl geben, dass sie Kontrolle über den Verarbeitungsprozess haben und mit auftauchenden unangenehmen Emotionen umgehen können.

Zum anderen soll dies ermöglichen, dass der Lernprozess der Traumaverarbeitung ungestört ablaufen kann. Ungestört heißt hierbei, dass die Patient:innen innerlich Kontakt zum belastenden Material haben, aber dass dieser Kontakt keine Dissoziationen mit sich bringt.

Mögliche Interventionen zur Emotionsregulation können hierbei Übungen sein, die

- zum zeitweiligen bewussten Verdrängen von belastendem Material führen,
- zu einer Beruhigung des Nervensystems führen durch imaginäre Sicherheit (beschrieben bei Lühr et al., 2021) sowie
- in Kontakt bringen mit hilfreichen Kräften, indem innere Helfer:innen imaginär installiert werden. Hierbei ist es wichtig, auf Märchenfiguren oder Superheld:innen zurückzugreifen, aber auch zu Tieren und nicht zu real existierenden Freund:innen, Partner:innen oder Familienangehörigen. Hintergrund für diese letztere Regel ist, dass ein Sicherer Ort mit real existierenden inneren Helfer:innen nicht funktioniert, wenn es Konflikte mit real existierenden Personen gibt, die als innere Helfer:innen am Sicheren Ort fungieren.

Beispiel

Verena berichtete in der probatorischen Phase davon, sexuellen Missbrauch auf der Toilette ihrer Schule erlebt zu haben. Im Verlauf der Traumatherapie wurde ein Sicherer Ort installiert mit einer Schulfreundin als innerer Helferin. Bei der Imagination des Sicheren Ortes stellte sich jedoch kein Sicherheitsgefühl bei der Patientin ein. Bei der Analyse des Sachverhalts stellte sich heraus, dass Verena ihrer Schulfreundin böse war, weil sie an dem Tag des Missbrauchs nicht gemeinsam mit ihr zur Schule gegangen war (sondern krankheitsbedingt fehlte).

Bei Patient:innen aus kollektivistischen Kulturkreisen, die auch ihre Familie an den sicheren Ort bringen wollen, ist anzuraten, dass die Patient:innen einen sicheren Ort für die Familie imaginieren. Danach sollten sie zusätzlich in einiger Entfernung einen eigenen sicheren Ort installieren, an dem keine real existierenden Personen sind, sondern nur ggf. innere Helfer:innen.

AB 2 • T

Traumatherapeutische Sicherungstechnik: bewusstes Verdrängen

Bewusstes Verdrängen dient nicht dazu, erlebte Traumatisierungen nicht zu verarbeiten. Stattdessen soll es helfen, steuern zu können, wann belastendes Material auf den inneren Schirm kommt und um steuern zu können, ob das Ausmaß gerade verträglich ist oder nicht.

Posttraumatische Symptome, aber auch viele andere Beschwerden aufgrund pathogener Erinnerungen, sind gekennzeichnet durch intrusive Erinnerungen. Es kann hierbei wichtig sein, Patient:innen eine imaginäre Möglichkeit zu vermitteln, die belastende Erinnerung zu einem imaginären Gegenstand zu machen und in einem Behälter (z. B. Tresor) wegzusperren. Dies können Sie wie folgt mit Ihren Patient:innen durchführen:

Übung

Sagen Sie: »Bitte schließen Sie Ihre Augen (oder konzentrieren Sie sich auf einen Punkt im Raum). Stellen Sie sich einen Tresor vor. Sie können eine Vorstellung aufkommen lassen von einem Tresor, den Sie mal in echt oder in einem Film gesehen haben. Sie können sich Ihren Tresor auch aus verschiedenen Elementen zusammenbauen. Bitte nicken Sie, wenn Sie einen Tresor auf Ihrem ›inneren Schirm‹ sehen.

Bitte prüfen Sie, welchen Schließmechanismus Ihr Tresor hat.

- Ist es ein Zahlenrad, eine Tastatur, ein Irisscanner oder ähnliches?
- Hat Ihr Tresor einen Schlüssel?
- Können Sie die Tür Ihres imaginären Tresors öffnen und schließen?

Wenn ein Tresor vorhanden ist, bitte ich Sie, eine belastende Erinnerung aus der Diagnostikphase zu einem Gegenstand zu machen, indem Sie die Szene wie ein Bild aus einem Fotodrucker herausholen.«

[*Schlagen Sie dem / der Patient:in eine Szene vor und sagen Sie*:]

»Bitte nicken Sie, wenn Ihnen das gelungen ist und Sie das Foto in der Hand halten. Dann bitte ich Sie, das Foto in Ihren Tresor zu räumen und die Türe zu schließen. Nehmen Sie sich dafür gern einen Moment Zeit. Bitte nicken Sie, wenn es Ihnen gelungen ist, die Tür zu verschließen. Bleibt die Tür zu?«

[*Wenn dem nicht so ist, prüfen Sie mit dem / der Patient:in, ob der Tresor durch Ketten oder einen Superhelden wie z. B. Obelix oder Pippi Langstrumpf verschlossen werden kann oder durch einen Zauber aus Harry Potter. Sagen Sie dann*:]

»Wie geht es Ihnen jetzt?« [*Meist fühlen sich die Patient:innen entlastet.*]

Bitte wenden Sie die Übung bei Bedarf an, wenn sich Patient:innen zwischen den Sitzungen an belastendes Erinnerungsmaterial erinnern.

INFO 5 • T

Verankerung von Ressourcen mit EMDR

EMDR ist nicht nur einsetzbar zur Verarbeitung von belastendem Erinnerungsmaterial, sondern auch zur Verstärkung von erfreulichen Erinnerungen.

Bevor mit EMDR posttraumatische oder andere pathogene Erinnerungen verarbeitet werden, werden mit EMDR Ressourcen aufgebaut. Das bedeutet, dass zunächst die besten Erinnerungen aus dem Leben der Patient:innen gesammelt werden, um diese mit langsamen Stimulationen zu verstärken.

Dieses Vorgehen dient verschiedenen Zwecken:

(1) Ressourcenaufbau in der Psychotherapie verbessert als Prozessvariable die Wirkung psychotherapeutischer Maßnahmen.

(2) Patient:innen können EMDR zunächst mit angenehmen Erinnerungen kennenlernen.

(3) Patient:innen können diese Stimulation auch selbst anwenden, um ihr Wohlbefinden zu stärken.

(4) Für Psychotherapeut:innen ist die Anwendung des EMDR-Ressourcenaufbaus auch aus diagnostischen Gründen interessant: Sollte bei der Verstärkung angenehmer Erinnerung mittels mindestens vier Sets von EMDR-Stimulation (wobei jeweils acht bis zwölfmal Augenbewegungen hierbei ein Set bilden) belastendes Material auf den »inneren Schirm« kommen, sollten Therapeutinnen zunächst nicht zur Traumaverarbeitung voranschreiten. Es sollte überprüft werden, ob reale Sicherheit besteht (oder Täterkontakt) und ob weitere stabilisierende Maßnahmen notwendig sind, bis der EMDR-Ressourcenaufbau mit mindestens vier Sets der EMDR-Stimulation gelingt und zur Traumaverarbeitung vorangeschritten werden kann.

Der Ressourcenaufbau mit EMDR nach Kiessling (2009) folgt hierbei folgender Struktur:

- Patient:innen denken an ein angenehmes Bild (z. B. aus dem Urlaub),
- achten auf das aufkommende Gefühl (z. B. Freude),
- und fokussieren auf das Körpergefühl (z. B. im Bauch).

- Es folgt ein Set aus acht bis zwölf langsamen Augenbewegungen mit Pause und Durchatmen sowie der kurzen Erläuterung, was jetzt auf dem Schirm ist.

- Es folgen mindestens drei weitere Stimulationen-Sets. Die Prozedur kann so lange fortgesetzt werden, so lange es eine positive Veränderung gibt.

Exploration von besten Erlebnissen zum EMDR-Ressourcenaufbau

Die systematische Erfassung und weitere Arbeit mit positiven Erinnerungen bildet die wichtige Anfangsphase einer EMDR-Behandlung, bevor mit EMDR belastendes Material verarbeitet wird.

Für Menschen mit psychischen Beschwerden ist das Erinnern der besten Erlebnisse im Leben gar nicht so leicht. Metaphorisch ist es so, als ob der Himmel der eigenen Seele bewölkt ist und erst einmal Wolken weggeschoben werden müssen, damit wieder ein paar Sonnenstrahlen hindurchkommen.

Wichtig

Wenn Patient:innen antworten, dass ihnen gar nichts einfällt, dann geben Sie ihnen Zeit. Kommunizieren Sie, dass kein Grund zur Eile besteht.

Mögliche Quellen von Erinnerungen an beste Erlebnisse sind:

- Erinnerungen mit guten Großeltern (oftmals auch, was Großmütter gekocht haben)
- schöne Urlaubserinnerungen
- Erinnerungen an erfolgreiche schulische, berufliche und akademische Abschlüsse
- Erinnerungen an sportliche Erfolge
- Erinnerungen an schöne Freundschaften
- Erinnerungen an schöne Beziehungen
- sofern die aktuelle Beziehung gut ist: Erinnerungen an das Kennenlernen und an die Hochzeit
- sofern Geburten gut verlaufen sind: Erinnerungen an die Geburten der Kinder
- Erinnerungen an das Ausüben von Hobbys

Notieren Sie die besten Erlebnisse Ihrer Patient:innen und motivieren Sie Ihre Patient:innen, sich ihre eigene Liste ebenso zu notieren, um sich später selbst mit dem EMDR-Ressourcenaufbau zu Hause mittels der Schmetterlingsumarmung nach Artigas et al. (2000) stimulieren zu können.

....

....

....

....

....

Der Ressourcenaufbau mit EMDR nach Kiessling (2009) folgt hierbei folgender Struktur:

- Patient:innen denken an ein angenehmes **Bild** (z. B. aus dem Urlaub),
- achten auf das aufkommende **Gefühl** (z. B. Freude),
- und fokussieren auf das **Körpergefühl** (z. B. im Bauch).

Dann folgt ein Set aus acht bis zwölf langsamen Augenbewegungen mit Pause und Durchatmen sowie der kurzen Erläuterung, was jetzt auf dem Schirm ist. Es folgen mindestens drei weitere Sets. Die Prozedur kann so lange fortgesetzt werden, so lange es eine positive Veränderung gibt.

Vier-Felder-Selbstlobeübung: EMDR-Ressourcenaufbau

Im psychotherapeutischen Alltag mit sehr belasteten Patientinnen ist es wichtig, griffiges Material zu haben, das Patientinnen einen leichten Zugang zu ihrem Selbstwert ermöglicht – denn der ist meist torpediert durch belastende Erlebnisse und / oder Beschwerden.

Geben Sie Ihren Patient:innen die nächste Seite des Arbeitsblattes mit der Bitte, sich einige Minuten Zeit zu nehmen und die Quadranten auszufüllen.

Wichtig

Oftmals stellt diese Übung für psychisch kranke Patient:innen eine schwierige Herausforderung dar, da ihr Selbstwertgefühl oft gering ist.

Vermitteln Sie den Patient:innen Geduld und dass sie Zeit für diese Übung haben. Wenn Ihnen aus der Diagnostik / biographischen Anamneseerhebung Erfolge o.ä. bekannt sind, dürfen Sie diese Erinnerungen den Patientinnen auch als Starthilfe »schenken«, damit sie in den Flow kommen, sich an noch mehr positives Material zu erinnern.

Damit eine gute Arbeitsatmosphäre im Raum entsteht, können Sie Ihre Patient:innen auch fragen, welche Musik sie gern hören, und diese als Hintergrundmusik für die Übung einstellen, sodass sich mehr Wohlbefinden bei Ihren Patient:innen einstellt. Dies ist im übrigen immer eine spannende Information, da Sie von Ihren Patient:innen nicht nur etwas mehr über eine Ressource, nämlich Musik, erfahren, sondern vielleicht auch, ob es mal Konzertbesuche zum Hören ihrer Lieblingsmusik o.ä. gab.

Wenn den Patient:innen einiges eingefallen ist, lassen Sie es sich von ihnen vorlesen. Fragen Sie sie nach ihrem Befinden und besprechen Sie die Wirkung der Übung.

Die herausgearbeiteten Informationen aus der »Vier-Felder-Selbstlobeübung« können folgendermaßen für den EMDR-Ressourcenaufbau nach Kiessling (2009) genutzt werden:

- Patient:innen denken an ein angenehmes **Bild**: z. B. einen Erfolg,
- achten auf das aufkommende **Gefühl**: z. B. Stolz,
- und fokussieren auf das **Körpergefühl**: z. B. in der Brust,

dann folgt ein Set aus acht bis zwölf langsamen Augenbewegungen mit Pause und Durchatmen sowie der kurzen Erläuterung, was jetzt auf dem Schirm ist. Es folgen mindestens drei weitere Sets. Die Prozedur kann so lange fortgesetzt werden, so lange es eine positive Veränderung gibt.

Vier-Felder-Selbstlobeübung: EMDR-Ressourcenaufbau

Schreiben Sie bitte in die einzelnen Quadranten, was Ihnen einfällt.

Meine Talente	**Meine Erfolge**
....	....
....	....
....	....
....	....
....	....
....	....
....	....
....	....
....	....
Was ich an mir mag	**Was andere an mir loben**
....	....
....	....
....	....
....	....
....	....
....	....
....	....
....	....
....	....

Dankesübung zum EMDR-Ressourcenaufbau

Bei perfektionistischer Defizitorientierung kann es Patient:innen in ihrer Wahrnehmung »durch die Lappen gehen«, was eigentlich alles gut ist, wieder gut ist oder generell gut läuft. Um diese kognitive Verzerrung zu korrigieren und Material für EMDR-Ressourcenaufbau zu generieren, eignet sich eine Übung, um zu ermitteln, wofür Patient:innen dankbar sind.

Leiten Sie Ihre Patient:innen an, abends auf den Tag zurückzublicken und mindestens fünf Dinge aufzuschreiben, die am Tag gut gelaufen sind und für die sie dankbar sind. Dies können Dinge sein, die andere Menschen gut gemacht haben oder die seitens der Patient:innen gut bewältigt wurden.

Erklären Sie Ihren Patient:innen, dass nichts selbstverständlich ist und wie wenig man sich selbst gerecht wird, wenn man die erreichten 95 % nicht sieht, sondern nur die 5 %, die vermeintlich noch fehlen, um perfekt zu sein.

Die Dankbarkeit stiftenden Dinge können einerseits aus den Lebensbereichen der Patient:innen stammen wie z. B.:

- Arbeit
- Familie
- Partnerschaft
- Kinder
- Freundschaften
- Behörden
- Hobbys
- Behandlungen usw.

Sie können sich aber auch auf das Fehlen von etwas beziehen, z. B.:

- Keine Erkrankung
- Keine Geldsorgen
- Keine Konflikte
- Nicht betroffen sein von Krieg, Flucht, Gewalt etc.

Die aus der Übung herausgearbeiteten Informationen können folgendermaßen für den EMDR-Ressourcenaufbau nach Kiessling (2009) genutzt werden:

- Patient:innen denken an ein angenehmes **Bild**: z. B. einen Erfolg,
- achten auf das aufkommende **Gefühl**: z. B. Stolz,
- und fokussieren auf das **Körpergefühl**: z. B. in der Brust.

Dann folgt ein Set aus acht bis zwölf langsamen Augenbewegungen mit Pause und Durchatmen sowie der kurzen Erläuterung, was jetzt auf dem Schirm ist. Es folgen mindestens drei weitere Sets. Die Prozedur kann so lange fortgesetzt werden, so lange es eine positive Veränderung gibt.

3 EMDR-Ablaufschemata nach Störungsbildern

Kern einer EMDR-Behandlung bildet ein Ablaufschema, um belastendes Material zu verarbeiten. Hierbei ist es immens wichtig zu ermitteln, welche geeigneten Ansatzpunkte es für EMDR gibt. Für die Behandlung verschiedener Störungsbilder mit EMDR gibt es störungsspezifische Abwandlungen des sogenannten EMDR-Standardprotokolls nach Shapiro (1995), wie es beispielsweise auch in den Manualen aus den EMDR-Trainings Level 1 bekannt ist, die von EMDR-Trainer:innen ausgehändigt werden, wenn das EMDR-Einführungs- bzw. Basisseminar absolviert wird. Bei diesen EMDR-Ablaufschemata ändert sich störungsspezifisch das AIP-Modell, also die Targets (auch »Ansatzpunkte« genannt), die Sie für die EMDR-Stimulation auswählen.

Auch wenn die Ablaufschemata viele Gemeinsamkeiten haben, zeigen sich störungsspezifische Unterschiede. Die Ablaufschemata bieten Antworten auf die Frage, welche Art von belastenden Erinnerungen oder Beschwerden in der EMDR-Phase 3 zu erfassen sind und wie die weiteren EMDR-Phasen im Verarbeitungsprozess genau ablaufen. Die folgenden Arbeitsblätter werden in Phase 3 der EMDR-Behandlung genutzt.

Einordnung in die acht Phasen des EMDR

- **Phase 1:** Die Targets / Ansatzpunkte ermitteln Psychotherapeut:innen in der Diagnostik (Phase 1, s. auch Kap. 1).
- **Phase 2:** Die Stabilisierung mittels Techniken zur Emotionsregulation und EMDR-Ressourcenaufbau bilden im EMDR die Phase 2 (s. auch Kap. 2).
- **Phase 3:** In diesem Kapitel findet sich auf den folgenden Arbeitsmaterialien der dreigliedrige Ansatz des AIP-Modells mit dem Dreizack abgebildet, aber störungsspezifisch mit unterschiedlichen Targets (s. Abb. 3.1, unausgefülltes AIP-Modell).
- **Phase 4:** Nach störungsspezifischer Erfassung störungsspezifischer Targets aus der Vergangenheit, Gegenwart und Zukunft für die Phase 3 können Sie wie gewohnt das Reprozessieren der *EMDR-Phase 4* durchführen, bis zu einem *kompletten Abschluss* (d. h. bis die Belastung auf SUD=0 gesunken ist) oder bis zu einem *inkompletten Abschluss* (d. h. wenn sich das Sitzungsende nähert, die Belastung aber noch nicht auf SUD=0 gesunken ist).
- **Phase 5:** Sie können bei einem kompletten Abschluss, wie beim sogenannten EMDR-Standardprotokoll auch, in die Phase 5 übergehen zum Überprüfen und Verankern der positiven Kognition,
- in **Phase 6** zum Körpertest und
- in **Phase 7** zum Nachbesprechen der EMDR-Sitzung.
- Die **Phase 8** erfolgt in der darauffolgenden Sitzung, in der Patient:innen befragt werden, wie sie die letzte Sitzung vertragen haben und wie belastend sich das zuletzt bearbeitete Thema bzw. die zuletzt bearbeitete Erinnerung jetzt anfühlt.

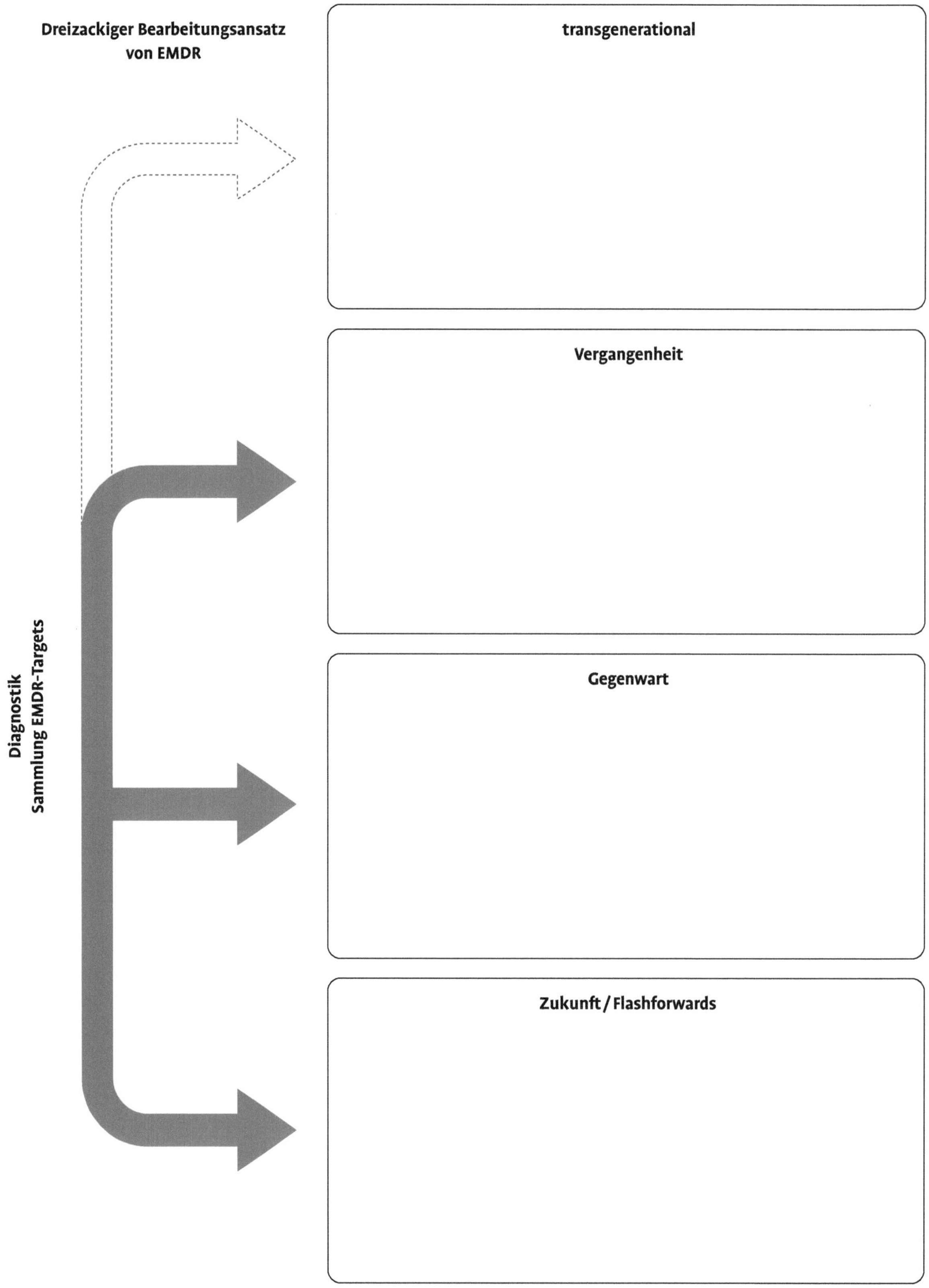

Abbildung 3.1 Die Abbildung zeigt den dreigliedrigen Ansatz des AIP-Modells, in das die Therapeut:innen die zu erfassenden Targets (belastenden Erinnerungen, Trigger und Zukunftsbefürchtungen) eintragen können. Target für Target wird bearbeitet.

> **Tipp**
>
> Beim **inkompletten Abschluss** fragen Sie Ihre Patient:innen, ob sie ihre Restbelastung in ihren imaginären Tresor verdrängen möchten und nochmal an ihren sicheren Ort gehen möchten. Sobald ihre Patient:innen sich in einer stabilen Verfassung befinden, können Sie die Sitzung nachbesprechen.

EMDR-Ablaufschemata mit Flashforwards: Erwartungsängste bezüglich potenzieller zukünftiger Katastrophen

Verarbeitung belastender Ereignisse bezieht sich nicht nur auf die Vergangenheit oder Trigger. Belastend können auch innere Bilder oder Horrorvorstellungen sein, die sich auf zukünftiges Erleben beziehen. So werden die meisten Menschen, die unter Flugangst leiden, noch keinen Flugzeugabsturz erlebt haben. Ihre diesbezüglichen Horrorbilder sind jedoch das, was man einen Flashforward nennt, und sie erscheinen den Betroffenen sehr real.

> **Definition**
>
> Ein **Flashforward** bezeichnet (in Anlehnung an den Begriff »Flashback«) eine mentale Repräsentation, die eine unwahrscheinliche, irrationale Katastrophe darstellt, deren Eintreten zukünftig befürchtet wird. Hierbei kann es sich um befürchtetes drohendes Unheil, Unfallbilder, befürchtete Katastrophen oder gruselige Phantasien handeln.

Qualitäten, die Flashforwards für eine EMDR-Behandlung prädestinieren, sind nach Logie und De Jongh (2014) …

- detaillierte, unbewegte Bilder (z. B. Flugzeugabsturz),
- katastrophal,
- intrusiv und
- beunruhigend.

Quellen für Flashforwards sind Ereignisse und Erfahrungen, deren Folgen Angst und Vermeidung sind. Das können z. B. sein:

- **vergangene Ereignisse:** frühere Konfrontationen mir traumatischen Stressoren bzw. mit Situationen, die beinahe schiefgegangen sind;
- **modellhafte Erfahrungen:** Bezeugung eines entsprechenden Ereignisses;
- **andere Quellen negativer Informationen:** Fallgeschichten anderer Menschen, Bücher, Filme usw. deren Folgen Angst und Vermeidung sind.

Flashforwards werden klassisch konditioniert: Der Flashforward (intrusives Bild der befürchteten Katastrophe) stellt dabei den **unkonditionierten Stimulus (US)** dar, der eine Reaktion auslöst (z. B. Sturz von einem Turm, Flugzeugabsturz, Schmerzen beim Zahnarzt, ausgelacht oder gedemütigt werden, durch eine Prüfung fallen, Gewichtszunahme, tödliche Erkrankung). Gepaart mit einem ursprünglich neutralen Reiz wird daraus der **konditionierte Stimulus (CS)**, in diesem Fall z. B. ein Turm (Höhenangst), Flugzeug (Flugangst), die Zahnbehandlung (Zahnarztphobie), Interaktions- oder Leistungssituation (Soziale Angststörung), Nahrungsaufnahme (Anorexie), Körpersensationen (Hypochondrie) etc., der eine konditionierte Angstreaktion (CR) zur Folge hat.

Logie und De Jongh (2014) entwickelten die EMDR-Flashforward-Prozedur. Dabei wird in der sogenannten Phase 3 des EMDR, d. h. zu Beginn einer EMDR-Behandlungssitzung, der Flashforward mit gezielten Fragen angesteuert, und nach Phase 4 (der Desensibilisierung und Reprozessierung) und Phase 5 (Verankerung der positiven Kognition) folgt nach Phase 6 (Körpertest) die sogenannte Flashforward-Prozedur, in der Patient:innen mittels eines sogenannten Videoscans eine Konfrontation in sensu durchführen und überprüfen, ob sie sich nun der Situation stellen können, ohne dass die befürchtete Katastrophe eintritt. Bei erfolgreichem Videoscan erfolgt der Abschluss mit Phase 7. Eine detaillierte Beschreibung der EMDR-Flashforward-Prozedur findet sich bei Logie und De Jongh (2014). Phase 8 folgt nach dem kompletten Abschluss in der nächsten Sitzung: In dieser Nachfrage, ob das zuvor bearbeitete Thema noch belastend ist und wenn ja wie hoch der SUD-Wert ist (0–10). Sollte noch eine Restbelastung vorhanden sein, dann wird diese bearbeitet. Sollte der SUD=0 sein, also keine Belastung mehr spürbar, kann ggf. ein nächstes Target auf dem dreigliedrigen Arbeitsblatt bearbeitet werden, falls es noch etwas gibt, ansonsten gilt das Ziel als erreicht.

Logie und De Jongh (2014) postulieren, dass die Flashforward-Prozedur potentiell wirksam sei in der Anwendung bei spezifischen Phobien (Hundephobie: von einem Hund attackiert werden, Zahnarztangst: extremer Schmerz, Hilflosigkeit, Verbluten), Sozialen Phobien (Zurückgewiesen werden, peinliche Situationen erleben), Zwangsstörungen (kontaminiert werden, Haus brennt ab), körperdysmorphe Störungen (negative Bemerkung über die Erscheinung) und Hypochondrie (Endphase einer tödlichen Erkrankung). Empfohlen wird die Anwendung der EMDR-Flashforward-Prozedur nach dem Bearbeiten von vergangenen Belastungen und Triggern gemäß dem zuvor genannten dreigliedrigen Ansatz des EMDR.

Die Flashforward-Prozedur wird angewandt, wenn a) durch die Bearbeitung von vergangenen Belastungen und Triggern zu Beginn der Behandlung vorhandene Flashforwards noch nicht eliminiert wurden bzw. wenn b) der Kern der Belastung aus einem oder mehreren Flashforwards besteht.

Tipp

In der Diagnostik mit diagnostischem Interview wie z. B. dem DIPS-OA 1.2 (Margraf et al., 2021) und einem Anamnesebogen wie dem von Gravemeier (2003) können erlebte Belastungen, die noch nicht verarbeitet sind, ermittel werden sowie Trigger und Zukunftsbefürchtungen bzw. Flashforwards erfasst werden.

EMDR bei verschiedenen Ausprägungen von Traumatisierung

Wichtig

Es gibt Unterschiede in der Behandlung von einfachen versus komplex traumatisierten Patient:innen bzw. solchen mit dissoziativer Identitätsstörung. Die Unterscheidung ist wichtig, um sicherzustellen, dass eine Arbeit mit dem EMDR-Standard-Ablaufschema für die Betroffenen sicher ist und das Risiko einer Retraumatisierung ausgeschlossen werden kann.

In der EMDR-Ausbildung bildet die Unterscheidung zwischen dem Vorliegen eines Monotraumas und wiederholter Traumatisierung einen wichtigen Unterschied, der sich bemerkbar macht in den zwei Phasen der EMDR-Grundausbildung: Im ersten Teil wird EMDR anhand von einzelnen Traumatisierungen beschrieben, während es im zweiten Teil um die Behandlung von komplex traumatisierten Patient:innen geht, die nach ihren Traumatisierungen auch dissoziative Beschwerden aufweisen.

In der EMDR-Grundausbildungen werden daher zwei Tests empfohlen, nämlich zum einen die Impact of Event Scale (IES-R, Horowitz et al., 1979), um durch den ermittelten Rohwert die Schwere der Traumasymptome zu ermitteln, und die Dissociative Experience Scale (DES-II, Bernstein & Putnam, 1986; Carlson & Putnam, 1993). Die DES-II-Werte geben Aufschluss darüber, ob bei Proband:innen eine Dissoziative Störung vorliegt oder nicht. Sollten die Testergebnisse über einem Durchschnittswert von 25 % liegen, ist dies ein Hinweis auf das mögliche Vorliegen einer dissoziativen Störung.

Wichtig

Patient:innen mit einem Monotrauma können mit dem EMDR-Standardprotokoll behandelt werden. Dissoziative Patient:innen sollten erst mit dem sogenannten CIPOS-Protokoll (Knipe, 2008) lernen, beim Denken an eine traumatische Erinnerung nicht zu dissoziieren, bevor mit dem EMDR-Standard-Protokoll gearbeitet wird. Hierbei steht CIPOS für »Constant Installation of Positive Orientation and Safety«. Patient:innen sollen hierbei lernen, innerhalb eines sogenannten Toleranzfensters zu kommen. Das bedeutet, dass sie beim Erinnern eines traumatischen Erlebnisses weder durch Dissoziation »aussteigen« (wie es wahrscheinlich während des Traumas der Fall war) noch dass sie übermäßig erregt sind. Erst wenn es möglich ist, traumatische Erinnerungen ohne Dissoziation zu erinnern, ist eine Traumaverarbeitung möglich.

Während ein:e Patient:in dissoziiert, ist kein Lernen möglich, also auch keine Traumabearbeitung. Daher ist es wichtig, in der Diagnostik für die Behandlungsplanung zu erkennen, ob ein:e Patient:in dissoziativ ist oder nicht.

In der Diagnostik mit diagnostischem Interview wie z. B. dem DIPS-OA 1.2 (Margraf et al., 2021) und einem Anamnesebogen wie dem von Gravemeier (2003) können erlebte Belastungen, die noch nicht verarbeitet sind, ermittelt, sowie Trigger und Zukunftsbefürchtungen bzw. Flashforwards erfasst werden.

Hierbei ergibt die DIPS-OA 1.2-Liste der erlebten traumatischen Erlebnisse, ob Patient:innen ein Monotrauma erlebt haben oder ob Traumatisierungen lange angehalten haben bzw. bereits in der Kindheit oder Jugend begonnen haben. Zu komplexen Traumatisierungen gehören wiederholte Gewalterlebnisse in der Familie sowie jahrelang wiederholte sexuelle Gewalt, meist im Nahbereich der Betroffenen. Dies kann eine sogenannte Dissoziative Identitätsstörung nach sich ziehen.

Arbeits- und Informationsmaterial

AB 6 EMDR-Ablaufschema und Flashforward-Prozedur bei Borderline-Persönlichkeitsstörung

Das Arbeitsblatt gibt für die EMDR-Stimulation ein beispielhaftes AIP-Modell mit Fallbeispiel traumatischer Ereignisse bei Borderline-Patient:innen mit integriertem störungsspezifischem Flashforward vor: Dies können z. B. Flashforwards über Verlusterlebnisse oder Trennungen sein. Mit dem Ablaufschema können entsprechende vergangene Erfahrungen von Verlusten oder Trennungen erfasst werden, aber auch katastrophisierende Filme im Kopf. Das zugrunde liegende AIP-Modell stammt von Shapiro (1995); AIP steht für »Adaptive Information Processing«, also »angepasste Informationsverarbeitung«. Im Protokoll wird standardmäßig die SUD-Skala (»Subjective Units of Disturbance«) von Wolpe (1969) und der VoC-Wert (Shapiro, 1995) verwendet.

AB 7 EMDR-Ablaufschema und Flashforward-Prozedur bei Generalisierter Angststörung

Das Arbeitsblatt gibt für die EMDR-Stimulation ein beispielhaftes AIP-Modell mit Fallbeispiel einer GAS-Patientin mit störungsspezifischem Flashforward vor. Dies können z. B. Flashforwards über alle möglichen Alltagserlebnisse sein, die schief gehen können. Mit dem Ablaufschema können entsprechende vergangene Erfahrungen von Misserfolgen erfasst werden, aber auch katastrophisierende Filme im Kopf. Das zugrunde liegende AIP-Modell stammt von Shapiro (1995); AIP steht für »Adaptive Information Processing«, also »angepasste Informationsverarbeitung«. Im Protokoll wird standardmäßig die SUD-Skala (»Subjective Units of Disturbance«) von Wolpe (1969) und der VoC-Wert (Shapiro, 1995) verwendet.

AB 8 EMDR-Ablaufschema und Flashforward-Prozedur bei Hypochondrie

Das Arbeitsblatt gibt für die EMDR-Stimulation ein beispielhaftes AIP-Modell mit Fallbeispiel einer hypochondrischen Patientin mit störungsspezifischem Flashforward vor. Dies können z. B. Flashforwards über Erkrankungen oder Sterbefälle sein. Mit dem Ablaufschema können entsprechende vergangene Erfahrungen von Erkrankungen oder Sterbefällen erfasst werden, aber auch katastrophisierende Filme im Kopf. Das zugrunde liegende AIP-Modell stammt von Shapiro (1995); AIP steht für »Adaptive Information Processing«, also »angepasste Informationsverarbeitung«. Im Protokoll wird standardmäßig die SUD-Skala (»Subjective Units of Disturbance«) von Wolpe (1969) und der VoC-Wert (Shapiro, 1995) verwendet. Richter (2019c) hat einen Fallbericht dazu veröffentlicht, der im Arbeitsblatt dargestellt wird.

AB 9 EMDR-Ablaufschema und Flashforward-Prozedur bei Skin Picking

Das Arbeitsblatt gibt ein beispielhaftes AIP-Modell mit Fallbeispiel für die EMDR-Stimulation einer Patientin mit Skin Picking vor. Es können vergangene Erfahrungen erfasst werden, die Skin Picking auslösten und wodurch Skin Picking getriggert wird. Das zugrunde liegende AIP-Modell stammt von Shapiro (1995); AIP steht für »Adaptive Information Processing«, also »angepasste Informationsverarbeitung«. Im Protokoll wird standardmäßig die SUD-Skala (»Subjective Units of Disturbance«) von Wolpe (1969) und der VoC-Wert (Shapiro, 1995) verwendet.

AB 10 EMDR-Ablaufschema und Flashforward-Prozedur bei Körperdysmorpher Störung

Das Arbeitsblatt gibt ein beispielhaftes AIP-Modell mit Fallbeispiel für die EMDR-Stimulation einer Patientin mit körperdysmorpher Störung vor. Es können vergangene Erfahrungen erfasst werden, die eine körperdysmorphe Störung ausgelöst haben. Das zugrunde liegende AIP-Modell stammt von Shapiro (1995); AIP steht für »Adaptive Information Processing«, also »angepasste Informationsverarbeitung«. Im Protokoll wird standardmäßig die SUD-Skala (»Subjective Units of Disturbance«) von Wolpe (1969) und der VoC-Wert (Shapiro, 1995) verwendet.

AB 11 Ablaufschema und Flashforward-Prozedur bei Verhaltenssüchten

Das Arbeitsblatt gibt ein beispielhaftes AIP-Modell samt störungsspezifischem Flashforward für die EMDR-Stimulation vor. Dies können z. B. Flashforwards über das Erleben unangenehmer Gefühle sein. Mit dem Ablaufschema können entsprechende vergangene Belastungen erfasst werden, aber auch katastrophisierende Filme im Kopf über aushaltbare Gefühle. Das zugrunde liegende AIP-Modell stammt von Shapiro (1995); AIP steht für »Adaptive Information Processing«, also »angepasste Informationsverarbeitung«. Im Protokoll wird standardmäßig die SUD-Skala (»Subjective Units of Disturbance«) von Wolpe (1969) und der VoC-Wert (Shapiro, 1995) verwendet.

AB 12 EMDR-Ablaufschema und Flashforward-Prozedur bei Trennungsängsten bei Erwachsenen

Das Arbeitsblatt gibt ein beispielhaftes AIP-Modell mit Fallbeispiel und störungsspezifischem Flashforward für die EMDR-Stimulation vor. Dies können z. B. Flashforwards über Verlusterlebnisse oder Trennungen sein. Mit dem Ablaufschema können entsprechende vergangene Erfahrungen von Verlusten oder Trennungen erfasst werden, aber auch katastrophisierende Filme im Kopf bezüglich befürchteter Trennungen. Das zugrunde liegende AIP-Modell stammt von Shapiro (1995); AIP steht für »Adaptive Information Processing«, also »angepasste Informationsverarbeitung«. Im Protokoll wird standardmäßig die SUD-Skala (»Subjective Units of Disturbance«) von Wolpe (1969) und der VoC-Wert (Shapiro, 1995) verwendet.

AB 13 EMDR-Ablaufschema und Flashforward-Prozedur bei gehörlosen Patient:innen mit Gebärdensprachdolmetscher:innen

Das Arbeitsblatt erläutert die Vorgehensweise mit der EMDR-Stimulation in der Arbeit mit gehörlosen Patientinnen bei Anwesenheit von Gebärdensprachdolmetscher:innen mit Fallbeispiel und möglichem Flashforward. Das AIP-Modell stammt von Shapiro (1995); AIP steht für »Adaptive Information Processing«, also »angepasste Informationsverarbeitung«. Im Protokoll wird die SUD-Skala (»Subjective

Units of Disturbance«) von Wolpe (1969) und der VoC-Wert (Shapiro, 1995) verwendet. Dass Psychotherapie durch hörende Psychotherapeut:innen für gehörlose Patient:innen mittels Gebärdensprachdolmetscher:innen möglich ist, zeigen die Studien im Review von Schmidt und Metzner (2019). Eingeflossen in deren Review ist die Fallstudie von Richter (2019a) über die EMDR-Behandlung eines gehörlosen Patienten mit PTBS.

AB 14 EMDR-Ablaufschema und Flashforward-Prozedur bei Sozialer Phobie
Das Arbeitsblatt gibt ein beispielhaftes AIP-Modell mit Fallbeispiel und störungsspezifischem Flashforward vor für die EMDR-Stimulation. Dies können z. B. Flashforwards über Mobbing oder Misserfolge bei sozialen oder Leistungssituationen sein. Mit dem Ablaufschema können entsprechende vergangene Erfahrungen von Misserfolgen in sozialen oder Leistungssituationen erfasst werden, aber auch katastrophisierende Filme im Kopf über bevorstehende soziale oder Leistungssituationen. Das zugrunde liegende AIP-Modell stammt von Shapiro (1995); AIP steht für »Adaptive Information Processing«, also »angepasste Informationsverarbeitung«. Im Protokoll wird die SUD-Skala (»Subjective Units of Disturbance«) von Wolpe (1969) und der VoC-Wert (Shapiro, 1995) verwendet.

AB 15 EMDR-Ablaufschema und Flashforward-Prozedur bei Monotrauma
Das Arbeitsblatt gibt ein beispielhaftes AIP-Modell mit Fallbeispiel und störungsspezifischem Flashforward für die EMDR-Stimulation vor und wie es eingesetzt werden kann, nachdem die Diagnostik das Vorliegen eines Monotraumas festgestellt hat. Dies kann z. B. nach einem Arbeitsunfall sein, einem einmaligen Unfall oder Gewalterlebnis. Das AIP-Modell stammt von Shapiro (1995); AIP steht für »Adaptive Information Processing«, also »angepasste Informationsverarbeitung«. Im Protokoll wird die SUD-Skala (»Subjective Units of Disturbance«) von Wolpe (1969) und der VoC-Wert (Shapiro, 1995) verwendet. Das Fallbeispiel stammt aus Richter (2019b; 2023).

AB 16 EMDR-Ablaufschema und Flashforward-Prozedur bei komplexer Traumatisierung
Das Arbeitsblatt gibt ein beispielhaftes AIP-Modell vor mit Fallbeispiel, was die Behandlung mit EMDR sicher macht und wie ein störungsspezifischer Flashforward aussehen kann. Wichtig ist hierbei, dass Betroffene durch die stabilisierende Arbeit in EMDR-Phase 2 nicht mehr dissoziativ sind und dass über die funktionierende Regulation von Emotionen durch Sicherungstechniken wie Tresor und Sicherer Ort eine Retraumatisierung durch die Behandlung vermieden wird. Das AIP-Modell stammt von Shapiro (1995); AIP steht für »Adaptive Information Processing«, also »angepasste Informationsverarbeitung«. Im Protokoll wird die SUD-Skala (»Subjective Units of Disturbance«) von Wolpe (1969) und der VoC-Wert (Shapiro, 1995) verwendet.

AB 17 EMDR-Ablaufschema und Flashforward-Prozedur bei dissoziativer Identitätsstörung
Das Arbeitsblatt gibt ein beispielhaftes AIP-Modell für die EMDR-Stimulation, eingebettet in ein komplexes Behandlungskonzept, bei Patient:innen mit dissoziativer Identitätsstörung, vor. Wichtig ist hierbei, dass Betroffene durch die stabilisierende Arbeit in EMDR-Phase 2 nicht mehr dissoziativ sind und dass über die funktionierende Regulation von Emotionen durch Sicherungstechniken wie Tresor und Sicherer Ort eine Retraumatisierung durch die Behandlung vermieden wird. Das AIP-Modell stammt von Shapiro (1995); AIP steht für »Adaptive Information Processing«, also »angepasste Informationsverarbeitung«. Im Protokoll wird die SUD-Skala (»Subjective Units of Disturbance«) von Wolpe (1969) und der VoC-Wert (Shapiro, 1995) verwendet.

AB 18 EMDR-Ablaufschema und Flashforward-Prozedur bei Panikstörung
Das Arbeitsblatt gibt ein fallspezifisches AIP-Modell mit typischem Flashforward für das Beschwerdebild für die EMDR-Stimulation vor. Dies können z. B. Flashforwards über befürchtetes Versterben sein. Mit dem Ablaufschema können entsprechende vergangene Erfahrungen von Belastungen wie der ersten Panikattacke erfasst werden, aber auch katastrophisierende Filme im Kopf. Das AIP-Modell stammt von Shapiro (1995); AIP steht für »Adaptive Information Processing«, also »angepasste Informationsverarbeitung«. Im Protokoll wird die SUD-Skala (»Subjective Units of Disturbance«) von Wolpe (1969) und der VoC-Wert (Shapiro, 1995) verwendet.

AB 19 EMDR-Ablaufschema und Flashforward-Prozedur bei Agoraphobie

Das Arbeitsblatt gibt ein fallspezifisches AIP-Modell mit typischem Flashforward für das Beschwerdebild bei der EMDR-Stimulation vor. Dies können z. B. Flashforwards über Panikattacken an bestimmten Örtlichkeiten sein. Mit dem Ablaufschema können entsprechende vergangene Erfahrungen von Panikattacken an Örtlichkeiten erfasst werden, aber auch katastrophisierende Filme im Kopf. Das AIP-Modell stammt von Shapiro (1995); AIP steht für »Adaptive Information Processing«, also »angepasste Informationsverarbeitung«. Im Protokoll wird die SUD-Skala (»Subjective Units of Disturbance«) von Wolpe (1969) und der VoC-Wert (Shapiro, 1995) verwendet.

AB 20 EMDR-Ablaufschema und Flashforward-Prozedur bei spezifischen Phobien

Das Arbeitsblatt gibt für die EMDR-Stimulation ein fallspezifisches AIP-Modell mit typischem Flashforward für das Beschwerdebild der spezifischen Phobien vor. Dies können z. B. Flashforwards über Angst in bestimmten Situationen sein. Mit dem Ablaufschema können entsprechende vergangene Erfahrungen situativer Ängsten erfasst werden, aber auch katastrophisierende Filme im Kopf. Das AIP-Modell stammt von Shapiro (1995); AIP steht für »Adaptive Information Processing«, also »angepasste Informationsverarbeitung«. Im Protokoll wird die SUD-Skala (»Subjective Units of Disturbance«) von Wolpe (1969) und der VoC-Wert (Shapiro, 1995) verwendet.

AB 21 EMDR-Ablaufschema und Flashforward-Prozedur bei Anorexie und Bulimie

Das Arbeitsblatt gibt für die EMDR-Stimulation ein fallspezifisches AIP-Modell mit typischem Flashforward für die Beschwerdebilder der Anorexie und Bulimie vor. Dies können z. B. Flashforwards über Gewichtszunahme sein. Mit dem Ablaufschema können entsprechende vergangene Erfahrungen von Hänseleien bezüglich Körpergewicht oder anderer biographischer Belastungen erfasst werden, aber auch katastrophisierende Filme im Kopf. Das AIP-Modell stammt von Shapiro (1995); AIP steht für »Adaptive Information Processing«, also »angepasste Informationsverarbeitung«. Im Protokoll wird die SUD-Skala (»Subjective Units of Disturbance«) von Wolpe (1969) und der VoC-Wert (Shapiro, 1995) verwendet.

INFO 6 Multimodale Stimulation mit der EMDR-Arbeitsgedächtnisbombe

Mit diesem Informationsblatt kann eingeleitet werden, dass die EMDR-Stimulation nicht nur über Augenbewegungen erfolgen kann, sondern mehrere Sinnesreize eingesetzt werden können. Das kann nützlich sein, um die Behandlung zu beschleunigen oder um die Verarbeitung belastender Erinnerungen zu verbessern. Das Bild des »Erfolgreich-Verwirrung-Stiftens« stammt von Gina Rauter.

EMDR-Ablaufschema und Flashforward-Prozedur bei Borderline-Persönlichkeitsstörung

In der Entstehungsgeschichte einer Borderline-Persönlichkeitsstörung finden sich typische Traumatisierungen wie sexueller Missbrauch und Gewalt. Typischerweise finden sich auch Invalidierungen in der Erziehung, d. h. dass die Wahrnehmung der Patient:innen nicht bestätigt wurde. Oftmals finden sich in der Historie der Patient:innen Konflikte in der Familie sowie Verlusterfahrungen wie z. B. Trennung der Eltern oder Suizide wichtiger Bezugspersonen.

Fallbeispiel

Marias Eltern trennten sich, als sie acht Jahre alt war. Sie wuchs bei ihrer Mutter auf, die mehrere konflikthafte Beziehungen hatte. Als Maria 17 Jahre alt war, unternahm ihre Mutter nach dem Ende einer Beziehung einen Suizidversuch, für den sich Maria verantwortlich fühlte. Maria hat Angst, ihren Partner zu verlieren, wenn sie zusammen attraktive Frauen sehen. Dann hat sie Horrorvorstellungen, wie sie verlassen wird, weil andere Frauen besser seien als sie selbst.

Sie können die ermittelten Targets (oder auch »Bearbeitungsziele«) in dem Arbeitsblatt AB 1 »Das AIP-Modell – der dreigliedrige EMDR-Ansatz« eintragen.

Wichtig

Die Traumabearbeitung sollte erst bei ausreichender Stabilität erfolgen, nach z. B. einer DBT-Behandlung parallel im Einzel- und Gruppensetting durch die Vermittlung von Skills. Ziel sollte sein, dass kein selbstverletzendes Verhalten und keine Suizidversuche mehr stattfinden und dass Emotionen durch eine individuell erarbeitete, bewährte Skillskette reguliert werden können.

Zum Dissoziationsstopp kann die EMDR-Stimulation auf einem Wackelbrett erfolgen. Hierbei steht der / die Patient:in auf einem Wackelbrett, während der / die Therapeut:in beide Hände des / der Patient:in festhält und die Stimulation durch abwechselnden Druck mit den Daumen auf die Hände erfolgt. Diese Stimulationsform des abwechselnden Drucks auf die Hände mit den Daumen geht auf eine spontane Intervention von Gina Rauter bei einem Workshop im Jahr 2021 zurück.

EMDR-Ablaufschema und Flashforward-Prozedur bei Borderline-Persönlichkeitsstörung

Dreizackiger Bearbeitungsansatz von EMDR

Diagnostik
Sammlung EMDR-Targets

transgenerational

Für den Fall, dass Modelllernen eine Rolle spielt: Was erinnert der/die Patient:in von einer Situation, in der z. B. ein Familienmitglied traumatisiert wurde?

Vergangenheit

Erlebte Belastungen, die noch nicht verarbeitet wurden, im Fallbeispiel:

- Invalidierungen
- Verlusterfahrungen
- Gewalterfahrungen
- Sexueller Missbrauch

Gegenwart

Situationen, die die Sorgen antriggern, im Fallbeispiel:

- Trennungen
- Konflikte
- Eifersucht
- Trigger bezüglich Traumatisierungen

Zukunft / Flashforwards

Welche Horrorvorstellungen gibt es, was passieren könnte? Im Fallbeispiel:

- Angst, verlassen zu werden

EMDR-Ablaufschema und Flashforward-Prozedur bei Borderline-Persönlichkeitsstörung

Ablaufschema

Nach der Diagnostik (Phase 1) und Stabilisierung (Phase 2) folgt das störungsspezifische Ablaufschema (ab Phase 3).

Phase 3: Auswahlphase

Vergangene Belastung, Auswahl eines Targets

> **Tipp**
>
> Empfohlen wird die Auswahl eines Targets nach der chronologischen Reihenfolge aus dem AB 1 »Das AIP-Modell – der dreigliedrige EMDR-Ansatz«.

Sagen Sie folgende einleitende Informationen zu den Patient:innen:

»Wir werden heute die ausgewählte Erinnerung bearbeiten. Dabei werde ich Sie zwischendurch fragen, was jetzt gerade bei Ihnen da ist. Beobachten Sie einfach, was während der Stimulation auf Ihrem inneren Schirm erscheint. Das können Bilder, Gefühle, Gedanken oder Körperempfindungen sein, und manchmal ist auch nichts da. Wenn etwas wider Erwarten unerträglich sein sollte, können Sie die Stimulation stoppen, indem Sie die Hand heben. Bitte machen Sie das jetzt mal! – Möchten Sie eine Distanzierungsmetapher nutzen? Sie können sich das, was Ihnen auf den inneren Schirm kommt, z. B. auch wie auf einem Tablet vorstellen, wenn Sie möchten.«

Negative Kognition
»Wenn Sie jetzt an [*nennen Sie das Ereignis*] denken, welcher negative Satz in Ich-Form fällt Ihnen dazu ein?«

> **Tipp**
>
> Der Satz sollte den GEMPIT-Regeln (Logie, 2015) entsprechen, d. h. er sollte verallgemeinerbar sein (engl. **g**eneralizable), emotional (engl. **e**motional), in Ich-Form sein (engl. **me**), in der Gegenwartsform formuliert sein (engl. **p**resent), irrational sein (engl. **i**rrational) und in Verbindung mit dem Trauma (engl. **t**rauma) stehen. (Im Englischen ergeben die Anfangsbuchstaben das Akronym GEMPIT.)

Geeignete Aussage der Patient:innen hier eintragen:

....

....

Positive Kognition
»Wenn die Verarbeitung erfolgreich erfolgte, was möchten Sie gern über sich denken an Stelle von [*negative Kognition*]?«

EMDR-Ablaufschema und Flashforward-Prozedur bei Borderline-Persönlichkeitsstörung

Geeignete Aussage der Patient:innen hier eintragen:

....

....

> **Wichtig**
>
> Wichtig ist, dass die Sätze aus der gleichen thematischen Domäne sind (Sicherheit, Verantwortung, Selbstwert oder Wahlmöglichkeiten).

Validität der Kognition
»Wenn Sie jetzt an [*nennen Sie das belastende Ereignis*] denken, wie sehr stimmt [*nennen Sie die positive Kognition*] von 1 = ganz falsch bis 7 = ganz richtig?«

Schreiben Sie den genannten VoC-Wert auf.

VoC = ...

Emotionen
»Wenn Sie jetzt an [*nennen Sie das belastende Ereignis*] denken, zusammen mit dem Satz [*nennen Sie die negative Kognition*], welche Gefühle kommen jetzt auf?«

Notieren Sie die beschriebenen Gefühle:

....

....

Subjektive Einheiten der Belastung
»Wenn Sie jetzt an [*nennen Sie das belastende Ereignis*] denken, zusammen mit dem Satz [*nennen Sie die negative Kognition*], wie belastend fühlt es sich jetzt an von 0 = neutral bis 10 = maximal vorstellbare Belastung?«

Notieren Sie den genannten SUD-Wert.

SUD-Wert: ....

Ort im Körper, wo die Belastung spürbar ist
»Wo im Körper spüren Sie jetzt die Belastung?«

Notieren Sie die genannten Körperstellen:

....

....

EMDR-Ablaufschema und Flashforward-Prozedur bei Borderline-Persönlichkeitsstörung

Phase 4: Phase des Reprozessierens / Verarbeitens

»Bitte denken Sie jetzt an [*nennen Sie das belastende Ereignis*] zusammen mit dem Satz [*nennen Sie die negative Kognition*] und achten Sie auf die Belastung in / im [*nennen Sie die relevanten Körperregionen*] und achten Sie auf das Licht des Lichtbalkens.«

Machen Sie nun die visuellen Stimulationen [*20- bis 30-mal die Augen hin- und herbewegen = 1 Set*] und fragen Sie die Patient:innen nach einem durchgeführten Set: »Bitte ausblenden, was auf dem inneren Schirm ist und durchatmen. Was ist jetzt da?«

Es geht weiter mit den Worten: »Bleiben Sie dabei.« Und stimulieren Sie weiter.

Gehen Sie nach zwei neutralen oder positiven Rückmeldungen zurück zur ursprünglichen Erinnerung mit den Worten: »Wenn Sie jetzt an das ursprüngliche Ereignis zurückdenken, was ist dann da?«

Notieren Sie das, was beschrieben wird:

....

....

Sollte eindeutig erkennbar sein, dass das zurückgemeldete Material belastend ist, machen Sie weiter mit den Worten »Bleiben Sie dabei« und stimulieren Sie weiter. Sollte nicht ganz klar sein, ob die geschilderter Rückmeldung belastend, neutral oder angenehm ist, fragen Sie nach:

»Wie belastend fühlt es sich jetzt an von 0 = neutral bis 10 = maximal vorstellbare Belastung?«

Notieren Sie den genannten SUD-Wert: ....

Es geht weiter mit den Worten: »Bleiben Sie dabei.« Und stimulieren Sie weiter. Sobald die Belastung bei SUD = 0 ist, gehen Sie über in die Phase 5.

Phase 5: Installations-Phase

»Stimmt der positive Satz [*nennen Sie die positive Kognition*] immer noch?«

Falls nicht, notieren Sie den neuen Satz. Ansonsten den alten Satz verwenden:

....

....

»Wenn Sie jetzt an die Reste der Erinnerung denken zusammen mit dem Satz [*nennen Sie den positiven Satz*], wie sehr stimmt der Satz von 1 = ganz falsch bis 7 = ganz richtig? – Wo spüren Sie das im Körper?«

EMDR-Ablaufschema und Flashforward-Prozedur bei Borderline-Persönlichkeitsstörung

Notieren Sie den VoC-Wert und die Körperregion:

VoC-Wert: ....

Körperregion: ....

Führen Sie mindestens zwei Sets Stimulationen zum Verankern der positiven Kognition durch, fragen Sie nach einem Set: »Wie ist es jetzt?« Stimulieren Sie optimalerweise bis zu einem VoC-Wert von 7.

Phase 6: Körpertest

»Bitte denken Sie jetzt an die Reste der Erinnerung, zusammen mit dem Satz [*nennen Sie die positive Kognition*], gehen Sie bitte durch Ihren ganzen Körper und sagen Sie mir, wo Sie etwas spüren, angenehme oder unangenehme Empfindungen.«

- Unangenehme Körperempfindungen können durch ein Set schnelle Stimulationen verarbeitet werden.
- Angenehme Körperempfindungen können durch ein Set langsame Stimulationen verankert werden.

Phase 7: Nachbesprechung der EMDR-Sitzung

»Wie war unsere heutige Sitzung für Sie?«

Melden Sie zurück, was Ihnen im Verarbeitungsprozess aufgefallen ist. Bitten Sie Ihre Patient:innen, etwaig auftauchendes Material nach der Sitzung aufzuschreiben und zur nächsten Sitzung mitzubringen. Vereinbaren Sie mit Ihren Patient:innen, wie Sie erreichbar sind, falls bis zur nächsten Sitzung sehr belastendes Material nachprozessiert wird.

Phase 8: Evaluation

Fragen Sie zu Beginn der nächsten Sitzung, wie hoch die Belastung des zuletzt bearbeiteten Targets ist (von 0 = neutral bis 10 = maximal der vorstellbaren Belastung). Fragen Sie, ob belastendes Material nachprozessiert wurde. Wenn ja, bzw. wenn es eine Restbelastung gibt, können Sie hiermit die EMDR-Stimulation fortsetzen (s. Phase 3).

Wenn Sie die vergangenen Belastungen und Trigger erfolgreich bearbeitet haben und die Belastung auf der SUD-Skala (SUD für »Subjective Units of Disturbance«) auf 0 gesunken ist, können Sie in weiteren Sitzungen die Flashforwards bearbeiten, sofern diese noch belastend sind.

EMDR-Ablaufschema und Flashforward-Prozedur bei Borderline-Persönlichkeitsstörung

Flashforward-Prozedur

Die Flashforward-Prozedur besteht aus zwei Schritten. Der erste Schritt entspricht einer neuen Phase 3, und zwar mit dem Flashforward. Der zweite Schritt umfasst einen Videoscan nach der Phase 6.

Schritt 1 der Flashforward-Prozedur

(1) Katastrophales Ereignis identifizieren: »Was könnte schiefgehen, wenn Sie [...] machen? Wenn Sie z. B. einen furchtbaren Alptraum darüber hätten ...«
(2) Dem Ereignis bis zum ultimativen Abschluss folgen. Fragen Sie: »Was wäre das Schlimmste daran?«
(3) So lange fragen, bis es keine neue Antwort gibt oder nichts Schlimmeres vorgestellt werden kann. Fragen Sie weiter: »Was wäre daran so schlimm für Sie? Was wäre das Schlimmste daran?«
Ein detailliertes Bild des Flashforwards machen (detailliertes Standbild, enthält katastrophale Elemente für die Zukunft, kontextspezifisch und bezugnehmend auf die Symptome des/der Patient:in; es ist intrusiv und verstörend). Fragen Sie: »Wie genau würde das aussehen?«
(4) Negative Kognition und positive Kognition notieren. Meist handelt es sich dabei um »Ich bin hilflos« vs. »Ich kann etwas tun / habe Kontrolle«.

Flashforward

....

....

Negative Kognition

....

Positive Kognition

....

Wichtig

Wichtig ist, dass die Sätze aus der gleichen thematischen Domäne sind (Sicherheit, Verantwortung, Selbstwert oder Wahlmöglichkeiten).

Validität der Kognition (VoC-Wert)
»Wenn Sie jetzt an [*nennen Sie den Flashforward*] denken, wie sehr stimmt [*nennen Sie die positive Kognition*] von 1 = ganz falsch bis 7 = ganz richtig?«

VoC-Wert: ....

Emotionen
»Wenn Sie jetzt an [*nennen Sie den Flashforward*] denken, zusammen mit dem Satz [*nennen Sie die negative Kognition*], welche Gefühle kommen jetzt auf?«

EMDR-Ablaufschema und Flashforward-Prozedur bei Borderline-Persönlichkeitsstörung

Notieren Sie die genannten Gefühle:

....

....

....

....

Subjektive Einheiten der Belastung mithilfe des SUD-Wertes
»Wenn Sie jetzt an [*nennen Sie den Flashforward*] denken, zusammen mit dem Satz [*nennen Sie die negative Kognition*], wie belastend fühlt es sich jetzt an von 0 = neutral bis 10 = maximal vorstellbare Belastung?«

SUD-Wert: ....

Ort im Körper, wo die Belastung spürbar ist
»Wo im Körper spüren Sie jetzt die Belastung?«

....

....

Phase 4: Phase des Reprozessierens / Verarbeitens

»Bitte denken Sie jetzt an [*nennen Sie den Flashforward*] zusammen mit dem Satz [*nennen Sie die negative Kognition*] und achten Sie auf die Belastung in / im [*nennen Sie die relevanten Körperregionen*] und achten Sie auf das Licht des Lichtbalkens.«

Machen Sie visuelle Stimulationen [*20- bis 30-mal die Augen hin- und herbewegen = 1 Set*], und fragen Sie die Patient:innen nach einem Set: » Bitte ausblenden, was auf dem inneren Schirm ist und durchatmen. Was ist jetzt da?«

Es geht weiter mit den Worten: »Bleiben Sie dabei« und stimulieren Sie weiter. Gehen Sie nach zwei neutralen oder positiven Rückmeldungen zurück zur ursprünglichen Erinnerung mit den Worten: »Wenn Sie jetzt an den Flashforward zurückdenken, was ist dann da?«

Notieren Sie sich das Genannte:

....

....

....

....

EMDR-Ablaufschema und Flashforward-Prozedur bei Borderline-Persönlichkeitsstörung

»Wie belastend fühlt es sich jetzt an von 0 = neutral bis 10 = maximal vorstellbare Belastung?«

SUD-Wert: ....

Es geht weiter mit den Worten: »Bleiben Sie dabei« und stimulieren Sie weiter. Sobald die Belastung bei SUD =0 ist, gehen Sie über in die Phase 5.

Phase 5: Installations-Phase

»Stimmt der positive Satz [*nennen Sie die positive Kognition*] immer noch?«

Falls nicht, notieren Sie den neuen Satz. Ansonsten den alten Satz verwenden.

....

....

»Wenn Sie jetzt an die Reste der Situation denken, die den Flashforward ausgelöst hat, zusammen mit dem Satz [*nennen Sie den positiven Satz*], wie sehr stimmt der Satz von 1 = ganz falsch bis 7 = ganz richtig? Wo spüren Sie das im Körper?«

Notieren Sie den VoC-Wert und die genannte Körperregion:

....

....

Führen Sie mindestens zwei Sets an Stimulationen zum Verankern der positiven Kognition durch, fragen Sie nach einem Set: »Wie ist es jetzt?« Stimulieren Sie optimalerweise bis zu einem VoC von 7.

Phase 6: Körpertest

»Bitte denken Sie jetzt an die Reste der Situation, die den Flashforward ausgelöst hat, zusammen mit dem Satz [*nennen Sie die positive Kognition*], gehen Sie bitte durch Ihren ganzen Körper und sagen Sie mir, wo Sie etwas spüren, angenehme oder unangenehme Empfindungen.«

- Unangenehme Körperempfindungen können durch ein Set schnelle Stimulationen verarbeitet werden.
- Angenehme Körperempfindungen können durch ein Set langsame Stimulationen verankert werden.

EMDR-Ablaufschema und Flashforward-Prozedur bei Borderline-Persönlichkeitsstörung

Schritt 2 der Flashforward-Prozedur

Durchführung des Video-Scans
»Jetzt möchte ich Sie bitten, sich vorzustellen, wie Sie in der Zukunft konfrontiert sind mit dem Objekt oder der Situation [*Auslöser für Eifersucht, Verlustängste etc.*]. Schließen Sie bitte Ihre Augen und spielen innerlich einen Film ab, wie das passiert, vom Anfang bis zum Ende. Stellen Sie sich sich selbst vor, wie Sie dabei mögliche Herausforderungen bewältigen, denen Sie dabei begegnen. Nehmen Sie wahr, was Sie sehen, denken, fühlen und was ihr Körper erlebt. Während Sie diesen Film abspielen, lassen Sie mich bitte wissen, ob Sie auf Blockaden treffen. Wenn das der Fall ist, bitte die Augen öffnen und mir Bescheid geben. Wenn das nicht der Fall ist, bitte die Augen geschlossen lassen und mich wissen lassen, wenn Sie alles durchgespielt haben.«

Bei Blockierung folgt eine Stimulation der Blockade
Dafür wird der / die Patient:in gebeten zu sagen: »Ich kann damit umgehen.« Er / Sie spielt den Film innerlich nochmal ab, die positive Kognition wird stimuliert. Der / Die Patient:in sagt sich dann: »Ich kann damit umgehen.«.

Leiten Sie dies folgendermaßen an: »Spielen Sie den Film bitte nochmal von Anfang bis Ende ab und sagen Sie zu sich selbst: ›Ich kann damit umgehen, fahren Sie fort.«

Phase 7: Besprechung der EMDR-Sitzung

Fragen Sie: »Wie war unsere heutige Sitzung für Sie?« Melden Sie zurück, was Ihnen im Verarbeitungsprozess aufgefallen ist. Bitte Sie Ihre Patient:innen, etwaiges Material (Gedanken, Gefühle, etc.), das nach der Sitzung auftaucht, aufzuschreiben und zur nächsten Sitzung mitzubringen. Vereinbaren Sie mit Ihren Patient:innen, wie Sie erreichbar sind, falls bis zur nächsten Sitzung sehr belastendes Material nachprozessiert wird.

Phase 8: Evaluation

Fragen Sie zu Beginn der nächsten Sitzung, wie hoch die Belastung des zuletzt bearbeiteten Targets ist von 0 = »neutral« bis 10 = »maximal vorstellbare Belastung«. Fragen Sie, ob belastendes Material nachprozessiert wurde. Wenn ja, bzw. wenn es eine Restbelastung gibt, hiermit die EMDR-Stimulation fortsetzen (s. Phase 3).

EMDR-Ablaufschema und Flashforward-Prozedur bei Generalisierter Angststörung

Patient:innen mit Generalisierter Angststörung geben an, Sorgen über mehrere Lebensbereiche nicht stoppen zu können. Diese Sorgen führen zu starker körperlicher Anspannung, und es stellt einen Kontrollverlust dar, die Sorgen nicht auflösen zu können, auch wenn deren Irrationalität erkannt wird.

Fallbeispiel

Emma erlebte in ihrer Vergangenheit mehrere familiäre Belastungen. Ihr Vater war von einer längeren Phase der Arbeitslosigkeit betroffen, ebenso später ihr Ehemann, was existenzielle Belastungen darstellte, bis beide neue Arbeitsstellen gefunden hatten. Im weiteren Verlauf ihres Lebens musste Emma erfahren, dass sie unfruchtbar war, was wegen ihres Kinderwunsches einen harten Schlag darstellte. Ihre Bemühungen um ein Adoptivkind blieben jahrelang erfolglos. Emma entwickelte Sorgen vor allen möglichen Alltagssituationen: So hatte sie Angst, dass ihre private Krankenversicherung ihr kündigen würde, wenn sie beim Einreichen ihrer Rechnungen Diagnosen wie Bluthochdruck sehen würden. Auch sorgte sie sich davor, ihre Beamtenstellung zu verlieren. Sie machte sich Sorgen, wenn sie mit Mitmenschen in Disharmonie war, weil sie Angst vor Konflikten hatte.

Sie können die ermittelten Targets (oder auch »Bearbeitungsziele«) im Arbeitsblatt AB 1 »Das AIP-Modell – der dreigliedrige EMDR-Ansatz« mit dem dreigliedrigen Ansatz des AIP-Modells einsortieren und notieren. Im nachfolgenden finden Sie in diesem Modell die ermittelten Targets des Fallbeispiels und generelle Beispiele für dieses Störungsbild.

EMDR-Ablaufschema und Flashforward-Prozedur bei Generalisierter Angststörung

Dreizackiger Bearbeitungsansatz von EMDR

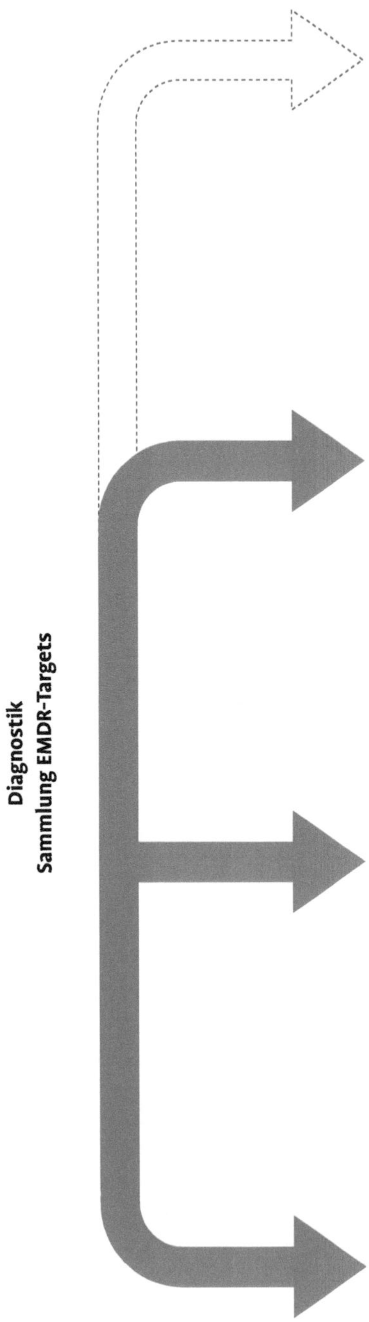

transgenerational

Für den Fall, dass Modelllernen eine Rolle spielt: Was erinnert der / die Patient:in von einer Situation, in der z. B. ein Familienmitglied Symptome einer Generalisierten Angststörung zeigte?

Welche transgenerationalen Belastungen spielen möglicherweise bei der Entstehung der Beschwerden eine Rolle?

Vergangenheit

Erlebte Belastungen, die noch nicht verarbeitet wurden, im Fallbeispiel:

- Arbeitslosigkeit des Vaters
- Arbeitslosigkeit des Ehemannes
- Eigene Unfruchtbarkeit
- Lange Wartezeit auf die Zuteilung eines Adoptivkindes

Gegenwart

Situationen, die die Sorgen antriggern, beispielsweise (s. DIPS-OA)

- Familie
- Arbeit oder Ausbildung
- Finanzen
- Eigene Gesundheit
- Gesundheit nahe stehender Personen
- Soziale/zwischenmenschliche Themen
- Alltägliche Probleme
- Weltgeschehen

Zukunft / Flashforwards

Welche Horrorvorstellungen gibt es, was passieren könnte?

Im Fallbeispiel:

- von der Krankenversicherung ausgeschlossen werden
- Kündigung Beamtenverhältnis

EMDR-Ablaufschema und Flashforward-Prozedur bei Generalisierter Angststörung

Ablaufschema

Nach der Diagnostik (Phase 1) und Stabilisierung (Phase 2) folgt das störungsspezifische Ablaufschema (ab Phase 3).

Phase 3: Auswahlphase

Vergangene Belastung, Auswahl eines Targets

> **Tipp**
>
> Empfohlen wird die Auswahl eines Targets nach der chronologischen Reihenfolge AB 1 »Das AIP-Modell – der dreigliedrige EMDR-Ansatz«.

Sagen Sie folgende einleitende Informationen zu den Patient:innen: »Wir werden heute die ausgewählte Erinnerung bearbeiten. Dabei werde ich Sie zwischendurch fragen, was jetzt gerade bei Ihnen da ist. Beobachten Sie einfach, was während der Stimulation auf Ihrem inneren Schirm erscheint. Das können Bilder, Gefühle, Gedanken oder Körperempfindungen sein, und manchmal ist auch nichts da. Wenn etwas wider Erwarten unerträglich sein sollte, können Sie die Stimulation stoppen, indem Sie die Hand heben. Bitte machen Sie das jetzt mal! – Möchten Sie eine Distanzierungsmetapher nutzen? Sie können sich das, was Ihnen auf den inneren Schirm kommt, z. B. auch wie auf einem Tablet vorstellen, wenn Sie möchten.«

Negative Kognition

»Wenn Sie jetzt an [*nennen Sie das Ereignis*] denken, welcher negative Satz in Ich-Form fällt Ihnen dazu ein?«

> **Tipp**
>
> Der Satz sollte den GEMPIT-Regeln (Logie, 2015) entsprechen, d. h. er sollte verallgemeinerbar sein (engl. **g**eneralizable), emotional (engl. **e**motional), in Ich-Form sein (engl. **me**), in der Gegenwartsform formuliert sein (engl. **p**resent), irrational sein (engl. **i**rrational) und in Verbindung mit dem Trauma (engl. **t**rauma) stehen. (Im Englischen ergeben die Anfangsbuchstaben das Akronym GEMPIT.)

Geeignete Aussage der Patient:innen hier eintragen:

....

....

Positive Kognition

»Wenn die Verarbeitung erfolgreich erfolgte, was möchten Sie gern über sich denken an Stelle von [*negative Kognition*]?«

EMDR-Ablaufschema und Flashforward-Prozedur bei Generalisierter Angststörung

Geeignete Aussage der Patient:innen hier eintragen:

....

....

> **Wichtig**
>
> Wichtig ist, dass die Sätze aus der gleichen thematischen Domäne sind (Sicherheit, Verantwortung, Selbstwert oder Wahlmöglichkeiten).

Validität der Kognition
»Wenn Sie jetzt an [*nennen Sie das belastende Ereignis*] denken, wie sehr stimmt [*nennen Sie die positive Kognition*] von 1 = ganz falsch bis 7 = ganz richtig?«

Schreiben Sie den genannten VoC-Wert auf.

VoC = ...

Emotionen
»Wenn Sie jetzt an [*nennen Sie das belastende Ereignis*] denken, zusammen mit dem Satz [*nennen Sie die negative Kognition*], welche Gefühle kommen jetzt auf?«

Notieren Sie die beschriebenen Gefühle:

....

....

Subjektive Einheiten der Belastung
»Wenn Sie jetzt an [*nennen Sie das belastende Ereignis*] denken, zusammen mit dem Satz [*nennen Sie die negative Kognition*], wie belastend fühlt es sich jetzt an von 0 = neutral bis 10 = maximal vorstellbare Belastung?«

Notieren Sie den genannten SUD-Wert.

SUD-Wert: ....

Ort im Körper, wo die Belastung spürbar ist
»Wo im Körper spüren Sie jetzt die Belastung?«

Notieren Sie die genannten Körperstellen:

....

....

EMDR-Ablaufschema und Flashforward-Prozedur bei Generalisierter Angststörung

Phase 4: Phase des Reprozessierens / Verarbeitens

»Bitte denken Sie jetzt an [*nennen Sie das belastende Ereignis*] zusammen mit dem Satz [*nennen Sie die negative Kognition*] und achten Sie auf die Belastung in / im [*nennen Sie die relevanten Körperregionen*] und achten Sie auf das Licht des Lichtbalkens.«

Machen Sie nun die visuellen Stimulationen [*20- bis 30-mal die Augen hin- und herbewegen = 1 Set*] und fragen Sie die Patient:innen nach einem durchgeführten Set: » Bitte ausblenden was auf dem inneren Schirm ist und durchatmen. Was ist jetzt da?«

Es geht weiter mit den Worten: »Bleiben Sie dabei.« Und stimulieren Sie weiter.

Gehen Sie nach zwei neutralen oder positiven Rückmeldungen zurück zur ursprünglichen Erinnerung mit den Worten: »Wenn Sie jetzt an das ursprüngliche Ereignis zurückdenken, was ist dann da?«

Notieren Sie das, was beschrieben wird:

....

....

Sollte eindeutig erkennbar sein, dass das zurückgemeldete Material belastend ist, machen Sie weiter mit den Worten »Bleiben Sie dabei« und stimulieren Sie weiter. Sollte nicht ganz klar sein, ob die geschilderter Rückmeldung belastend, neutral oder angenehm ist, fragen Sie nach:

»Wie belastend fühlt es sich jetzt an von 0 = neutral bis 10 = maximal vorstellbare Belastung?«

Notieren Sie den genannten SUD-Wert: ....

Es geht weiter mit den Worten: »Bleiben Sie dabei.« Und stimulieren Sie weiter. Sobald die Belastung bei SUD = 0 ist, gehen Sie über in die Phase 5.

Phase 5: Installations-Phase

»Stimmt der positive Satz [*nennen Sie die positive Kognition*] immer noch?«

Falls nicht, notieren Sie den neuen Satz. Ansonsten den alten Satz verwenden:

....

....

»Wenn Sie jetzt an die Reste der Erinnerung denken zusammen mit dem Satz [*nennen Sie den positiven Satz*], wie sehr stimmt der Satz von 1 = ganz falsch bis 7 = ganz richtig? – Wo spüren Sie das im Körper?«

EMDR-Ablaufschema und Flashforward-Prozedur bei Generalisierter Angststörung

Notieren Sie den VoC-Wert und die Körperregion:

VoC-Wert: ....

Körperregion: ....

Führen Sie mindestens zwei Sets an Stimulationen zum Verankern der positiven Kognition durch, fragen Sie nach einem Set: »Wie ist es jetzt?« Stimulieren Sie optimalerweise bis zu einem VoC-Wert von 7.

Phase 6: Körpertest

»Bitte denken Sie jetzt an die Reste der Erinnerung, zusammen mit dem Satz [*nennen Sie die positive Kognition*], gehen Sie bitte durch Ihren ganzen Körper und sagen Sie mir, wo Sie etwas spüren, angenehme oder unangenehme Empfindungen.«

- Unangenehme Körperempfindungen können durch ein Set schneller Stimulationen verarbeitet werden.
- Angenehme Körperempfindungen können durch ein Set langsamer Stimulationen verankert werden.

Phase 7: Nachbesprechung der EMDR-Sitzung

»Wie war unsere heutige Sitzung für Sie?«

Melden Sie zurück, was Ihnen im Verarbeitungsprozess aufgefallen ist. Bitten Sie Ihre Patient:innen, etwaig auftauchendes Material nach der Sitzung aufzuschreiben und zur nächsten Sitzung mitzubringen. Vereinbaren Sie mit Ihren Patient:innen, wie Sie erreichbar sind, falls bis zur nächsten Sitzung sehr belastendes Material nachprozessiert wird.

Phase 8: Evaluation

Fragen Sie zu Beginn der nächsten Sitzung, wie hoch die Belastung des zuletzt bearbeiteten Targets ist (von 0 = neutral bis 10 = maximal der vorstellbaren Belastung). Fragen Sie, ob belastendes Material nachprozessiert wurde. Wenn ja, bzw. wenn es eine Restbelastung gibt, hiermit die EMDR-Stimulation fortsetzen (s. Phase 3).

Wenn Sie die vergangenen Belastungen und Trigger erfolgreich bearbeitet haben und die Belastung auf der SUD-Skala (SUD für »Subjective Units of Disturbance«) auf 0 gesunken ist, können Sie in weiteren Sitzungen die Flashforwards bearbeiten, sofern diese noch belastend sind.

EMDR-Ablaufschema und Flashforward-Prozedur bei Generalisierter Angststörung

Flashforward-Prozedur

Die Flashforward-Prozedur besteht aus zwei Schritten. Der erste Schritt entspricht einer neuen Phase 3, und zwar mit dem Flashforward. Der zweite Schritt umfasst einen Videoscan nach der Phase 6.

Schritt 1 der Flashforward-Prozedur

(1) Katastrophales Ereignis identifizieren: »Was könnte schiefgehen, wenn Sie [...] machen? Wenn sie z. B. einen furchtbaren Alptraum darüber hätten ...«
(2) Dem Ereignis bis zum ultimativen Abschluss folgen. Fragen Sie: »Was wäre das Schlimmste daran?«
(3) So lange fragen, bis es keine neue Antwort gibt oder nichts Schlimmeres vorgestellt werden kann. Fragen Sie weiter: »Was wäre daran so schlimm für Sie? Was wäre das Schlimmste daran?«
Ein detailliertes Bild des Flashforwards machen (detailliertes Standbild, enthält katastrophale Elemente für die Zukunft, kontextspezifisch und bezugnehmend auf die Symptome des/der Patient:in; es ist intrusiv und verstörend). Fragen Sie: »Wie genau würde das aussehen?«
(4) Negative Kognition und positive Kognition notieren. Meist handelt es sich dabei um »ich bin hilflos« vs. »ich kann etwas tun / habe Kontrolle«.

Flashforward

....

....

Negative Kognition

....

Positive Kognition

....

> **Wichtig**
>
> Wichtig ist, dass die Sätze aus der gleichen thematischen Domäne sind (Sicherheit, Verantwortung, Selbstwert oder Wahlmöglichkeiten).

Validität der Kognition (VoC-Wert)
»Wenn Sie jetzt an [*nennen Sie den Flashforward*] denken, wie sehr stimmt [*nennen Sie die positive Kognition*] von 1 = ganz falsch bis 7 = ganz richtig?«

VoC-Wert: ....

Emotionen
»Wenn Sie jetzt an [*nennen Sie den Flashforward*] denken, zusammen mit dem Satz [*nennen Sie die negative Kognition*], welche Gefühle kommen jetzt auf?«

EMDR-Ablaufschema und Flashforward-Prozedur bei Generalisierter Angststörung

Notieren Sie die genannten Gefühle:

....

....

....

....

Subjektive Einheiten der Belastung mithilfe des SUD-Wertes
»Wenn Sie jetzt an [*nennen Sie den Flashforward*] denken, zusammen mit dem Satz [*nennen Sie die negative Kognition*], wie belastend fühlt es sich jetzt an von 0 = neutral bis 10 = maximal vorstellbare Belastung?«

SUD-Wert: ....

Ort im Körper, wo die Belastung spürbar ist
»Wo im Körper spüren Sie jetzt die Belastung?«

....

....

Phase 4: Phase des Reprozessierens / Verarbeitens

»Bitte denken Sie jetzt an [*nennen Sie den Flashforward*] zusammen mit dem Satz [*nennen Sie die negative Kognition*] und achten Sie auf die Belastung in / im [*nennen Sie die relevanten Körperregionen*] und achten Sie auf das Licht des Lichtbalkens.«

Machen Sie visuelle Stimulationen [*20- bis 30-mal die Augen hin- und herbewegen = 1 Set*], und fragen Sie die Patient:innen nach einem Set: » Bitte ausblenden was auf dem inneren Schirm ist und durchatmen. Was ist jetzt da?«

Es geht weiter mit den Worten: »Bleiben Sie dabei« und stimulieren Sie weiter. Gehen Sie nach zwei neutralen oder positiven Rückmeldungen zurück zur ursprünglichen Erinnerung mit den Worten: »Wenn Sie jetzt an den Flashforward zurückdenken, was ist dann da?«

Notieren Sie sich das Genannte:

....

....

....

....

EMDR-Ablaufschema und Flashforward-Prozedur bei Generalisierter Angststörung

»Wie belastend fühlt es sich jetzt an von 0 = neutral bis 10 = maximal vorstellbare Belastung?«

SUD-Wert: ....

Es geht weiter mit den Worten: »Bleiben Sie dabei« und stimulieren Sie weiter. Sobald die Belastung bei SUD =0 ist, gehen Sie über in die Phase 5.

Phase 5: Installations-Phase

»Stimmt der positive Satz [*nennen Sie die positive Kognition*] immer noch?«

Falls nicht, notieren Sie den neuen Satz. Ansonsten den alten Satz verwenden.

....

....

»Wenn Sie jetzt an die Reste der Situation denken, die den Flashforward ausgelöst hat, zusammen mit dem Satz [*nennen Sie den positiven Satz*], wie sehr stimmt der Satz von 1 = ganz falsch bis 7 = ganz richtig? Wo spüren Sie das im Körper?«

Notieren Sie den VoC-Wert und die genannte Körperregion:

....

....

Führen Sie mindestens zwei Sets an Stimulationen zum Verankern der positiven Kognition durch, fragen Sie nach einem Set: »Wie ist es jetzt?« Stimulieren Sie optimalerweise bis zu einem VoC von 7.

Phase 6: Körpertest

»Bitte denken Sie jetzt an die Reste der Situation, die den Flashforward ausgelöst hat, zusammen mit dem Satz [*nennen Sie die positive Kognition*], gehen Sie bitte durch Ihren ganzen Körper und sagen Sie mir, wo Sie etwas spüren, angenehme oder unangenehme Empfindungen.«

- Unangenehme Körperempfindungen können durch ein Set schneller Stimulationen verarbeitet werden.
- Angenehme Körperempfindungen können durch ein Set langsamer Stimulationen verankert werden.

EMDR-Ablaufschema und Flashforward-Prozedur bei Generalisierter Angststörung

Schritt 2 der Flashforward-Prozedur

Durchführung des Video-Scans
»Jetzt möchte ich Sie bitten, sich vorzustellen, wie Sie in der Zukunft konfrontiert sind mit dem Objekt oder der Situation [*frühere Auslöser für Sorgen etc.*]. Schließen Sie bitte Ihre Augen und spielen innerlich einen Film ab, wie das passiert, vom Anfang bis zum Ende. Stellen Sie sich sich selbst vor, wie Sie dabei mögliche Herausforderungen bewältigen, denen Sie dabei begegnen. Nehmen Sie wahr, was Sie sehen, denken, fühlen und was ihr Körper erlebt. Während Sie diesen Film abspielen, lassen Sie mich bitte wissen, ob Sie auf Blockaden treffen. Wenn das der Fall ist, bitte die Augen öffnen und mir Bescheid geben. Wenn das nicht der Fall ist, bitte die Augen geschlossen lassen und mich wissen lassen, wenn Sie alles durchgespielt haben.«

Bei Blockierung folgt eine Stimulation der Blockade
Dafür wird der / die Patient:in gebeten zu sagen: »Ich kann damit umgehen.« Er / Sie spielt den Film innerlich nochmal ab, die positive Kognition wird stimuliert. Der / Die Patient:in sagt sich dann: »Ich kann damit umgehen.«.

Leiten Sie dies folgendermaßen an: »Spielen Sie den Film bitte nochmal von Anfang bis Ende ab und sagen Sie zu sich selbst: ›Ich kann damit umgehen‹, fahren Sie fort.«

Phase 7: Besprechung der EMDR-Sitzung

Fragen Sie: »Wie war unsere heutige Sitzung für Sie?« Melden Sie zurück, was Ihnen im Verarbeitungsprozess aufgefallen ist. Bitten Sie Ihre Patient:innen, etwaiges Material (Gedanken, Gefühle, ect.), das nach der Sitzung auftaucht, aufzuschreiben und zur nächsten Sitzung mitzubringen. Vereinbaren Sie mit Ihren Patient:innen, wie Sie erreichbar sind, falls bis zur nächsten Sitzung sehr belastendes Material nachprozessiert würde.

Phase 8: Evaluation

Fragen Sie zu Beginn der nächsten Sitzung, wie hoch die Belastung des zuletzt bearbeiteten Targets ist von 0 = »neutral« bis 10 = »maximal vorstellbare Belastung«. Fragen Sie, ob belastendes Material nachprozessiert wurde. Wenn ja, bzw. wenn es eine Restbelastung gibt, hiermit die EMDR-Stimulation fortsetzen (s. Phase 3).

EMDR-Ablaufschema und Flashforward-Prozedur bei Hypochondrie

Menschen, die an einer Krankheitsangststörung bzw. Hypochondrie leiden, befürchten seit mindestens sechs Monaten, an einer schweren Krankheit zu leiden wie z. B. Krebs, einer Herzerkrankung oder AIDS (s. auch Richter, 2019c).

Fallbeispiel

Miriam litt seit Monaten unter der Befürchtung, an Krebs erkrankt zu sein. Ihre Befürchtung war, unheilbar krank zu sein und bald zu sterben. Sie war auch sehr nervös, wenn es um Arztbesuche und mögliche Diagnosen ihrer Kinder ging. Die Diagnostik von Miriam ergab in der Krankengeschichte einen Todesfall, Erkrankungen in der Familie, insbesondere bei einem Kind.

Sie können die ermittelten Targets (oder auch »Bearbeitungsziele«) im Arbeitsblatt AB 1 »Das AIP-Modell – der dreigliedrige EMDR-Ansatz« mit dem dreigliedrigen Ansatz des AIP-Modells einsortieren und notieren. Im nachfolgenden finden Sie in diesem Modell die ermittelten Targets des Fallbeispiels und generelle Beispiele für dieses Störungsbild.

EMDR-Ablaufschema und Flashforward-Prozedur bei Hypochondrie

Dreizackiger Bearbeitungsansatz von EMDR

Diagnostik
Sammlung EMDR-Targets

transgenerational

Für den Fall, dass Modelllernen eine Rolle spielt: Was erinnert der/die Patient:in von einer Situation, in der z. B. ein Familienmitglied Symptome einer Hypochondrie zeigt?

Vergangenheit

Erlebte Belastungen, die noch nicht verarbeitet wurden, im Fallbeispiel:

- Nachbar starb am plötzlichen Herztod, SUD=4
- Alkoholabusus des Vaters, SUD=7-8
- Fehlgeburt, SUD=8
- Verdachtsdiagnosen beim danach geborenen Kind, SUD=10
- Eigene Herzbeutelentzündung, SUD=6
- Tumor der Mutter, SUD=8–9
- Darmkrebs der Mutter, SUD=9

Gegenwart

Situationen, die die Sorgen antriggern, im Fallbeispiel:

- Zweites Kind spricht nicht so gut, wie damals das erste Kind
- Hat das zweite Kind eine Krankheit?

Zukunft / Flashforwards

Welche Horrorvorstellungen gibt es, was passieren könnte?

- Horrorvorstellung: Arzt sagt ihr, ihr zweites Kind leide an Leukämie
- Tod ihrer Mutter, sie muss sich um ihren Vater kümmern

EMDR-Ablaufschema und Flashforward-Prozedur bei Hypochondrie

Ablaufschema

Nach der Diagnostik (Phase 1) und Stabilisierung (Phase 2) folgt das störungsspezifische Ablaufschema (ab Phase 3).

Phase 3: Auswahlphase

Vergangene Belastung, Auswahl eines Targets

> **Tipp**
>
> Empfohlen wird die Auswahl eines Targets nach der chronologischen Reihenfolge AB 1 »Das AIP-Modell – der dreigliedrige EMDR-Ansatz«.

Sagen Sie folgende einleitende Informationen zu den Patient:innen:

»Wir werden heute die ausgewählte Erinnerung bearbeiten. Dabei werde ich Sie zwischendurch fragen, was jetzt gerade bei Ihnen da ist. Beobachten Sie einfach, was während der Stimulation auf Ihrem inneren Schirm erscheint. Das können Bilder, Gefühle, Gedanken oder Körperempfindungen sein, und manchmal ist auch nichts da. Wenn etwas wider Erwarten unerträglich sein sollte, können Sie die Stimulation stoppen, indem Sie die Hand heben. Bitte machen Sie das jetzt mal! – Möchten Sie eine Distanzierungsmetapher nutzen? Sie können sich das, was Ihnen auf den inneren Schirm kommt, z. B. auch wie auf einem Tablet (z. B. iPad) vorstellen, wenn Sie möchten.«

Negative Kognition
»Wenn Sie jetzt an [*nennen Sie das Ereignis*] denken, welcher negative Satz in Ich-Form fällt Ihnen dazu ein?«

> **Tipp**
>
> Der Satz sollte den GEMPIT-Regeln (Logie, 2015) entsprechen, d. h. er sollte verallgemeinerbar sein (engl. **g**eneralizable), emotional (engl. **e**motional), in Ich-Form sein (engl. **me**), in der Gegenwartsform formuliert sein (engl. **p**resent), irrational sein (engl. **i**rrational) und in Verbindung mit dem Trauma (engl. **t**rauma) stehen. (Im Englischen ergeben die Anfangsbuchstaben das Akronym GEMPIT.)

Geeignete Aussage der Patient:innen hier eintragen:

....

....

Positive Kognition
»Wenn die Verarbeitung erfolgreich erfolgte, was möchten Sie gern über sich denken an Stelle von [*negative Kognition*]?«

EMDR-Ablaufschema und Flashforward-Prozedur bei Hypochondrie

Geeignete Aussage der Patient:innen hier eintragen:

....

....

Wichtig

Wichtig ist, dass die Sätze aus der gleichen thematischen Domäne sind (Sicherheit, Verantwortung, Selbstwert oder Wahlmöglichkeiten).

Validität der Kognition
»Wenn Sie jetzt an [*nennen Sie das belastende Ereignis*] denken, wie sehr stimmt [*nennen Sie die positive Kognition*] von 1 = ganz falsch bis 7 = ganz richtig?«

Schreiben Sie den genannten VoC-Wert auf.

VoC = ...

Emotionen
»Wenn Sie jetzt an [*nennen Sie das belastende Ereignis*] denken, zusammen mit dem Satz [*nennen Sie die negative Kognition*], welche Gefühle kommen jetzt auf?«

Notieren Sie die beschriebenen Gefühle:

....

....

Subjektive Einheiten der Belastung
»Wenn Sie jetzt an [*nennen Sie das belastende Ereignis*] denken, zusammen mit dem Satz [*nennen Sie die negative Kognition*], wie belastend fühlt es sich jetzt an von 0 = neutral bis 10 = maximal vorstellbare Belastung?«

Notieren Sie den genannten SUD-Wert.

SUD-Wert: ....

Ort im Körper, wo die Belastung spürbar ist
»Wo im Körper spüren Sie jetzt die Belastung?«

Notieren Sie die genannten Körperstellen:

....

....

EMDR-Ablaufschema und Flashforward-Prozedur bei Hypochondrie

Phase 4: Phase des Reprozessierens / Verarbeitens

»Bitte denken Sie jetzt an [*nennen Sie das belastende Ereignis*] zusammen mit dem Satz [*nennen Sie die negative Kognition*] und achten Sie auf die Belastung in / im [*nennen Sie die relevanten Körperregionen*] und achten Sie auf das Licht des Lichtbalkens.«

Machen Sie nun die visuellen Stimulationen [*20- bis 30-mal die Augen hin- und herbewegen = 1 Set*] und fragen Sie die Patient:innen nach einem durchgeführten Set: » Bitte ausblenden, was auf dem inneren Schirm ist und durchatmen. Was ist jetzt da?«

Es geht weiter mit den Worten: »Bleiben Sie dabei.« Und stimulieren Sie weiter.

Gehen Sie nach zwei neutralen oder positiven Rückmeldungen zurück zur ursprünglichen Erinnerung mit den Worten: »Wenn Sie jetzt an das ursprüngliche Ereignis zurückdenken, was ist dann da?«

Notieren Sie das, was beschrieben wird:

....

....

Sollte eindeutig erkennbar sein, dass das zurückgemeldete Material belastend ist, machen Sie weiter mit den Worten »Bleiben Sie dabei« und stimulieren Sie weiter. Sollte nicht ganz klar sein, ob die geschilderter Rückmeldung belastend, neutral oder angenehm ist, fragen Sie nach:

»Wie belastend fühlt es sich jetzt an von 0 = neutral bis 10 = maximal vorstellbare Belastung?«

Notieren Sie den genannten SUD-Wert: ....

Es geht weiter mit den Worten: »Bleiben Sie dabei.« Und stimulieren Sie weiter. Sobald die Belastung bei SUD = 0 ist, gehen Sie über in die Phase 5.

Phase 5: Installations-Phase

»Stimmt der positive Satz [*nennen Sie die positive Kognition*] immer noch?«

Falls nicht, notieren Sie den neuen Satz. Ansonsten den alten Satz verwenden:

....

....

»Wenn Sie jetzt an die Reste der Erinnerung denken zusammen mit dem Satz [*nennen Sie den positiven Satz*], wie sehr stimmt der Satz von 1 = ganz falsch bis 7 = ganz richtig? – Wo spüren Sie das im Körper?«

EMDR-Ablaufschema und Flashforward-Prozedur bei Hypochondrie

Notieren Sie den VoC-Wert und die Körperregion:

VoC-Wert: ....

Körperregion: ....

Führen Sie mindestens zwei Sets Stimulationen zum Verankern der positiven Kognition durch, fragen Sie nach einem Set: »Wie ist es jetzt?« Stimulieren Sie optimalerweise bis zu einem VoC-Wert von 7.

Phase 6: Körpertest

»Bitte denken Sie jetzt an die Reste der Erinnerung, zusammen mit dem Satz [*nennen Sie die positive Kognition*], gehen Sie bitte durch Ihren ganzen Körper und sagen Sie mir, wo Sie etwas spüren, angenehme oder unangenehme Empfindungen.«

- ▶ Unangenehme Körperempfindungen können durch ein Set schneller Stimulationen verarbeitet werden.
- ▶ Angenehme Körperempfindungen können durch ein Set langsamer Stimulationen verankert werden.

Phase 7: Nachbesprechung der EMDR-Sitzung

»Wie war unsere heutige Sitzung für Sie?«

Melden Sie zurück, was Ihnen im Verarbeitungsprozess aufgefallen ist. Bitten Sie Ihre Patient:innen, etwaig auftauchendes Material nach der Sitzung aufzuschreiben und zur nächsten Sitzung mitzubringen. Vereinbaren Sie mit Ihren Patient:innen, wie Sie erreichbar sind, falls bis zur nächsten Sitzung sehr belastendes Material nachprozessiert würde.

Phase 8: Evaluation

Fragen Sie zu Beginn der nächsten Sitzung, wie hoch die Belastung des zuletzt bearbeiteten Targets ist (von 0 = neutral bis 10 = maximal der vorstellbaren Belastung). Fragen Sie, ob belastendes Material nachprozessiert wurde. Wenn ja, bzw. wenn es eine Restbelastung gibt, hiermit die EMDR-Stimulation fortsetzen (s. Phase 3).

Wenn Sie die vergangenen Belastungen und Trigger erfolgreich bearbeitet haben und die Belastung auf der SUD-Skala (SUD für »Subjective Units of Disturbance«) auf 0 gesunken ist, können Sie in weiteren Sitzungen die Flashforwards bearbeiten, sofern diese noch belastend sind.

EMDR-Ablaufschema und Flashforward-Prozedur bei Hypochondrie

Flashforward-Prozedur

Die Flashforward-Prozedur besteht aus zwei Schritten. Der erste Schritt entspricht einer neuen Phase 3, und zwar mit dem Flashforward. Der zweite Schritt umfasst einen Videoscan nach der Phase 6.

Schritt 1 der Flashforward-Prozedur

(1) Katastrophales Ereignis identifizieren: »Was könnte schiefgehen, wenn Sie [...] machen? Wenn sie z. B. einen furchtbaren Alptraum darüber hätten ...«
(2) Dem Ereignis bis zum ultimativen Abschluss folgen. Fragen Sie: »Was wäre das Schlimmste daran?«
(3) So lange fragen, bis es keine neue Antwort gibt oder nichts Schlimmeres vorgestellt werden kann. Fragen Sie weiter: »Was wäre daran so schlimm für Sie? Was wäre das Schlimmste daran?«
Ein detailliertes Bild des Flashforwards machen (detailliertes Standbild, enthält katastrophale Elemente für die Zukunft, kontextspezifisch und bezugnehmend auf die Symptome des/der Patient:in; es ist intrusiv und verstörend). Fragen Sie: »Wie genau würde das aussehen?«
(4) Negative Kognition und positive Kognition notieren. Meist handelt es sich dabei um »ich bin hilflos« vs. »ich kann etwas tun / habe Kontrolle«.

Flashforward

....

....

Negative Kognition

....

Positive Kognition

....

> **Wichtig**
>
> Wichtig ist, dass die Sätze aus der gleichen thematischen Domäne sind (Sicherheit, Verantwortung, Selbstwert oder Wahlmöglichkeiten).

Validität der Kognition (VoC-Wert)
»Wenn Sie jetzt an [*nennen Sie den Flashforward*] denken, wie sehr stimmt [*nennen Sie die positive Kognition*] von 1 = ganz falsch bis 7 = ganz richtig?«

VoC-Wert: ....

Emotionen
»Wenn Sie jetzt an [*nennen Sie den Flashforward*] denken, zusammen mit dem Satz [*nennen Sie die negative Kognition*], welche Gefühle kommen jetzt auf?«

EMDR-Ablaufschema und Flashforward-Prozedur bei Hypochondrie

Notieren Sie die genannten Gefühle:

....

....

....

....

Subjektive Einheiten der Belastung mithilfe des SUD-Wertes
»Wenn Sie jetzt an [*nennen Sie den Flashforward*] denken, zusammen mit dem Satz [*nennen Sie die negative Kognition*], wie belastend fühlt es sich jetzt an von 0 = neutral bis 10 = maximal vorstellbare Belastung?«

SUD-Wert: ....

Ort im Körper, wo die Belastung spürbar ist
»Wo im Körper spüren Sie jetzt die Belastung?«

....

....

Phase 4: Phase des Reprozessierens / Verarbeitens

»Bitte denken Sie jetzt an [*nennen Sie den Flashforward*] zusammen mit dem Satz [*nennen Sie die negative Kognition*] und achten Sie auf die Belastung in / im [*nennen Sie die relevanten Körperregionen*] und achten Sie auf das Licht des Lichtbalkens.«

Machen Sie visuelle Stimulationen [*20- bis 30-mal die Augen hin- und herbewegen = 1 Set*], und fragen Sie die Patient:innen nach einem Set: » Bitte ausblenden, was auf dem inneren Schirm ist und durchatmen.Was ist jetzt da?«

Es geht weiter mit den Worten: »Bleiben Sie dabei« und stimulieren Sie weiter. Gehen Sie nach zwei neutralen oder positiven Rückmeldungen zurück zur ursprünglichen Erinnerung mit den Worten: »Wenn Sie jetzt an den Flashforward zurückdenken, was ist dann da?«

Notieren Sie sich das Genannte:

....

....

....

....

EMDR-Ablaufschema und Flashforward-Prozedur bei Hypochondrie

»Wie belastend fühlt es sich jetzt an von 0 = neutral bis 10 = maximal vorstellbare Belastung?«

SUD-Wert: ....

Es geht weiter mit den Worten: »Bleiben Sie dabei« und stimulieren Sie weiter. Sobald die Belastung bei SUD =0 ist, gehen Sie über in die Phase 5.

Phase 5: Installations-Phase

»Stimmt der positive Satz [*nennen Sie die positive Kognition*] immer noch?«

Falls nicht, notieren Sie den neuen Satz. Ansonsten den alten Satz verwenden.

....

....

»Wenn Sie jetzt an die Reste der Situation denken, die den Flashforward ausgelöst hat, zusammen mit dem Satz [*nennen Sie den positiven Satz*], wie sehr stimmt der Satz von 1 = ganz falsch bis 7 = ganz richtig? Wo spüren Sie das im Körper?«

Notieren Sie den VoC-Wert und die genannte Körperregion:

....

....

Führen Sie mindestens zwei Sets an Stimulationen zum Verankern der positiven Kognition durch, fragen Sie nach einem Set: »Wie ist es jetzt?« Stimulieren Sie optimalerweise bis zu einem VoC von 7.

Phase 6: Körpertest

»Bitte denken Sie jetzt an die Reste der Situation, die den Flashforward ausgelöst hat, zusammen mit dem Satz [*nennen Sie die positive Kognition*], gehen Sie bitte durch Ihren ganzen Körper und sagen Sie mir, wo Sie etwas spüren, angenehme oder unangenehme Empfindungen.«

- Unangenehme Körperempfindungen können durch ein Set schneller Stimulationen verarbeitet werden.
- Angenehme Körperempfindungen können durch ein Set langsamer Stimulationen verankert werden.

EMDR-Ablaufschema und Flashforward-Prozedur bei Hypochondrie

Schritt 2 der Flashforward-Prozedur

Durchführung des Video-Scans

»Jetzt möchte ich Sie bitten, sich vorzustellen, wie Sie in der Zukunft konfrontiert sind mit dem Objekt oder der Situation [*Auslöser für Krankheitsängste etc.*]. Schließen Sie bitte Ihre Augen und spielen innerlich einen Film ab, wie das passiert, vom Anfang bis zum Ende. Stellen Sie sich sich selbst vor, wie Sie dabei mögliche Herausforderungen bewältigen, denen Sie dabei begegnen. Nehmen Sie wahr, was Sie sehen, denken, fühlen und was ihr Körper erlebt. Während Sie diesen Film abspielen, lassen Sie mich bitte wissen, ob Sie auf Blockaden treffen. Wenn das der Fall ist, bitte die Augen öffnen und mir Bescheid geben. Wenn das nicht der Fall ist, bitte die Augen geschlossen lassen und mich wissen lassen, wenn Sie alles durchgespielt haben.«

Bei Blockierung folgt eine Stimulation der Blockade

Dafür wird der / die Patient:in gebeten zu sagen: »Ich kann damit umgehen.« Er / Sie spielt den Film innerlich nochmal ab, die positive Kognition wird stimuliert. Der / Die Patient:in sagt sich dann: »Ich kann damit umgehen.«.

Leiten Sie dies folgendermaßen an: »Spielen Sie den Film bitte nochmal von Anfang bis Ende ab und sagen Sie zu sich selbst: ›Ich kann damit umgehen‹, fahren Sie fort.«

Phase 7: Besprechung der EMDR-Sitzung

Fragen Sie: »Wie war unsere heutige Sitzung für Sie?« Melden Sie zurück, was Ihnen im Verarbeitungsprozess aufgefallen ist. Bitte Sie Ihre Patient:innen, etwaiges Material (Gedanken, Gefühle, ect.), das nach der Sitzung auftaucht, aufzuschreiben und zur nächsten Sitzung mitzubringen. Vereinbaren Sie mit Ihren Patient:innen, wie Sie erreichbar sind, falls bis zur nächsten Sitzung sehr belastendes Material nachprozessiert würde.

Phase 8: Evaluation

Fragen Sie zu Beginn der nächsten Sitzung, wie hoch die Belastung des zuletzt bearbeiteten Targets ist von 0 = »neutral« bis 10 = »maximal vorstellbare Belastung«. Fragen Sie, ob belastendes Material nachprozessiert wurde. Wenn ja, bzw. wenn es eine Restbelastung gibt, hiermit die EMDR-Stimulation fortsetzen (s. Phase 3).

EMDR-Ablaufschema und Flashforward-Prozedur bei Skin Picking

Skin Picking gehört zu den sogenannten abnormen Gewohnheiten und Störungen der Impulskontrolle. Dabei werden gesunde oder erkrankte Hautstellen wiederholt berührt, gequetsch, gekratzt oder mit Fingernägeln oder Werkzeugen (wie z. B. Nagelschere) bearbeitet. Hierbei kann es zu Wunden und Gewebeschäden kommen, die Scham und Schuldgefühle zur Folge habe. So können z. B. Schwimmbadbesuche vermieden werden, wo die Schäden sichtbar werden würden. Ebenso können Arztbesuche mit großen Schamgefühlen behaftet sein.

Fallbeispiel

Dorothea hatte als Teenager einen Tumor im Unterleib, der operativ entfernt wurde. In der postoperativen Phase entfernte sie Haare am Bauch, die im Bereich der OP-Narbe wuchsen. Später entfernte sie mit einer Nagelschere eingewachsene Haare an den Beinen und im Bereich der Schambehaarung. Arztbesuche, insbesondere beim Gynäkologen, waren deshalb schambehaftet, weil sie ihre selbst zugefügten Verletzungen nicht zeigen wollte. Sie vermied es auch wegen des Skin Pickings an den Beinen, im Badeanzug schwimmen zu gehen.

Doris hatte sich angewöhnt, sich abends an der Unterseite der Oberschenkel zu kratzen. Das passierte immer abends, wenn sie müde war, aber nicht wie ihr Mann ins Bett ging, sondern unbedingt noch etwas im TV zu Ende sehen wollte. Dann fühlte sie sich müde und angespannt und kratzte sich die Hinterseite der Oberschenkel blutig. Auch wenn sich eine Kruste gebildet hatte, kratzte sie weiter. Das Aussehen ihrer Oberschenkel war schambesetzt, und sie ging daher nicht mehr im Badeanzug ins Schwimmbad.

Sie können die ermittelten Targets (oder auch »Bearbeitungsziele«) im Arbeitsblatt AB 1 »Das AIP-Modell – der dreigliedrige EMDR-Ansatz« mit dem dreigliedrigen Ansatz des AIP-Modells einsortieren und notieren. Im nachfolgenden finden Sie in diesem Modell die ermittelten Targets des Fallbeispiels und generelle Beispiele für dieses Störungsbild.

EMDR-Ablaufschema und Flashforward-Prozedur bei Skin Picking

Dreizackiger Bearbeitungsansatz von EMDR

Diagnostik
Sammlung EMDR-Targets

transgenerational

Für den Fall, dass Modelllernen eine Rolle spielt: Was erinnert der / die Patient:in von einer Situation, in der z. B. ein Familienmitglied Symptome des Skin Picking zeigte?

Vergangenheit

Wann hat das Skin Picking begonnen?

- Haare wachsen im Bereich einer OP-Narbe

Gegenwart

Situationen, die die Sorgen antriggern, im Fallbeispiel:

- Eingewachsene Haare
- Krusten, die sich bei der Wundheilung bilden

Zukunft / Flashforwards

Welche Horrorvorstellungen gibt es, was passieren könnte?

EMDR-Ablaufschema und Flashforward-Prozedur bei Skin Picking

Ablaufschema

Nach der Diagnostik (Phase 1) und Stabilisierung (Phase 2) folgt das störungsspezifische Ablaufschema (ab Phase 3).

Phase 3: Auswahlphase

Vergangene Belastung, Auswahl eines Targets

> **Tipp**
>
> Empfohlen wird die Auswahl eines Targets nach der chronologischen Reihenfolge AB 1 »Das AIP-Modell – der dreigliedrige EMDR-Ansatz«.

Sagen Sie folgende einleitende Informationen zu den Patient:innen:

»Wir werden heute die ausgewählte Erinnerung bearbeiten. Dabei werde ich Sie zwischendurch fragen, was jetzt gerade bei Ihnen da ist. Beobachten Sie einfach, was während der Stimulation auf Ihrem inneren Schirm erscheint. Das können Bilder, Gefühle, Gedanken oder Körperempfindungen sein, und manchmal ist auch nichts da. Wenn etwas wider Erwarten unerträglich sein sollte, können Sie die Stimulation stoppen, indem Sie die Hand heben. Bitte machen Sie das jetzt mal! – Möchten Sie eine Distanzierungsmetapher nutzen? Sie können sich das, was Ihnen auf den inneren Schirm kommt, z. B. auch wie auf einem Tablet vorstellen, wenn Sie möchten.«

Negative Kognition
»Wenn Sie jetzt an [*nennen Sie das Ereignis*] denken, welcher negative Satz in Ich-Form fällt Ihnen dazu ein?«

> **Tipp**
>
> Der Satz sollte den GEMPIT-Regeln (Logie, 2015) entsprechen, d. h. er sollte verallgemeinerbar sein (engl. **g**eneralizable), emotional (engl. **e**motional), in Ich-Form sein (engl. **me**), in der Gegenwartsform formuliert sein (engl. **p**resent), irrational sein (engl. **i**rrational) und in Verbindung mit dem Trauma (engl. **t**rauma) stehen. (Im Englischen ergeben die Anfangsbuchstaben das Akronym GEMPIT.)

Geeignete Aussage der Patient:innen hier eintragen:

....

....

Positive Kognition
»Wenn die Verarbeitung erfolgreich erfolgte, was möchten Sie gern über sich denken an Stelle von [*negative Kognition*]?«

EMDR-Ablaufschema und Flashforward-Prozedur bei Skin Picking

Geeignete Aussage der Patient:innen hier eintragen:

....

....

> **Wichtig**
>
> Wichtig ist, dass die Sätze aus der gleichen thematischen Domäne sind (Sicherheit, Verantwortung, Selbstwert oder Wahlmöglichkeiten).

Validität der Kognition
»Wenn Sie jetzt an [*nennen Sie das belastende Ereignis*] denken, wie sehr stimmt [*nennen Sie die positive Kognition*] von 1 = ganz falsch bis 7 = ganz richtig?«

Schreiben Sie den genannten VoC-Wert auf.

VoC = ...

Emotionen
»Wenn Sie jetzt an [*nennen Sie das belastende Ereignis*] denken, zusammen mit dem Satz [*nennen Sie die negative Kognition*], welche Gefühle kommen jetzt auf?«

Notieren Sie die beschriebenen Gefühle:

....

....

Subjektive Einheiten der Belastung
»Wenn Sie jetzt an [*nennen Sie das belastende Ereignis*] denken, zusammen mit dem Satz [*nennen Sie die negative Kognition*], wie belastend fühlt es sich jetzt an von 0 = neutral bis 10 = maximal vorstellbare Belastung?«

Notieren Sie den genannten SUD-Wert.

SUD-Wert: ....

Ort im Körper, wo die Belastung spürbar ist
»Wo im Körper spüren Sie jetzt die Belastung?«

Notieren Sie die genannten Körperstellen:

....

....

EMDR-Ablaufschema und Flashforward-Prozedur bei Skin Picking

Phase 4: Phase des Reprozessierens / Verarbeitens

»Bitte denken Sie jetzt an [*nennen Sie das belastende Ereignis*] zusammen mit dem Satz [*nennen Sie die negative Kognition*] und achten Sie auf die Belastung in / im [*nennen Sie die relevanten Körperregionen*] und achten Sie auf das Licht des Lichtbalkens.«

Machen Sie nun die visuellen Stimulationen [*20- bis 30-mal die Augen hin- und herbewegen = 1 Set*] und fragen Sie die Patient:innen nach einem durchgeführten Set: »Bitte ausblenden, was auf dem inneren Schirm ist und durchatmen. Was ist jetzt da?«

Es geht weiter mit den Worten: »Bleiben Sie dabei.« Und stimulieren Sie weiter.

Gehen Sie nach zwei neutralen oder positiven Rückmeldungen zurück zur ursprünglichen Erinnerung mit den Worten: »Wenn Sie jetzt an das ursprüngliche Ereignis zurückdenken, was ist dann da?«

Notieren Sie das, was beschrieben wird:

....

....

Sollte eindeutig erkennbar sein, dass das zurückgemeldete Material belastend ist, machen Sie weiter mit den Worten »Bleiben Sie dabei« und stimulieren Sie weiter. Sollte nicht ganz klar sein, ob die geschilderter Rückmeldung belastend, neutral oder angenehm ist, fragen Sie nach:

»Wie belastend fühlt es sich jetzt an von 0 = neutral bis 10 = maximal vorstellbare Belastung?«

Notieren Sie den genannten SUD-Wert: ....

Es geht weiter mit den Worten: »Bleiben Sie dabei.« Und stimulieren Sie weiter. Sobald die Belastung bei SUD = 0 ist, gehen Sie über in die Phase 5.

Phase 5: Installations-Phase

»Stimmt der positive Satz [*nennen Sie die positive Kognition*] immer noch?«

Falls nicht, notieren Sie den neuen Satz. Ansonsten den alten Satz verwenden:

....

....

»Wenn Sie jetzt an die Reste der Erinnerung denken zusammen mit dem Satz [*nennen Sie den positiven Satz*], wie sehr stimmt der Satz von 1 = ganz falsch bis 7 = ganz richtig? – Wo spüren Sie das im Körper?«

EMDR-Ablaufschema und Flashforward-Prozedur bei Skin Picking

Notieren Sie den VoC-Wert und die Körperregion:

VoC-Wert: ....

Körperregion: ....

Führen Sie mindestens zwei Sets an Stimulationen zum Verankern der positiven Kognition durch, fragen Sie nach einem Set: »Wie ist es jetzt?« Stimulieren Sie optimalerweise bis zu einem VoC-Wert von 7.

Phase 6: Körpertest

»Bitte denken Sie jetzt an die Reste der Erinnerung, zusammen mit dem Satz [*nennen Sie die positive Kognition*], gehen Sie bitte durch Ihren ganzen Körper und sagen Sie mir, wo Sie etwas spüren, angenehme oder unangenehme Empfindungen.«

- Unangenehme Körperempfindungen können durch ein Set schneller Stimulationen verarbeitet werden.
- Angenehme Körperempfindungen können durch ein Set langsamer Stimulationen verankert werden.

Phase 7: Nachbesprechung der EMDR-Sitzung

»Wie war unsere heutige Sitzung für Sie?«

Melden Sie zurück, was Ihnen im Verarbeitungsprozess aufgefallen ist. Bitten Sie Ihre Patient:innen, etwaig auftauchendes Material nach der Sitzung aufzuschreiben und zur nächsten Sitzung mitzubringen. Vereinbaren Sie mit Ihren Patient:innen, wie Sie erreichbar sind, falls bis zur nächsten Sitzung sehr belastendes Material nachprozessiert würde.

Phase 8: Evaluation

Fragen Sie zu Beginn der nächsten Sitzung, wie hoch die Belastung des zuletzt bearbeiteten Targets ist (von 0 = neutral bis 10 = maximal der vorstellbaren Belastung). Fragen Sie, ob belastendes Material nachprozessiert wurde. Wenn ja, bzw. wenn es eine Restbelastung gibt, hiermit die EMDR-Stimulation fortsetzen (s. Phase 3).

Wenn Sie die vergangenen Belastungen und Trigger erfolgreich bearbeitet haben und die Belastung auf der SUD-Skala (SUD für »Subjective Units of Disturbance«) auf 0 gesunken ist, können Sie in weiteren Sitzungen die Flashforwards bearbeiten, sofern diese noch belastend sind.

EMDR-Ablaufschema und Flashforward-Prozedur bei Skin Picking

Flashforward-Prozedur

Die Flashforward-Prozedur besteht aus zwei Schritten. Der erste Schritt entspricht einer neuen Phase 3, und zwar mit dem Flashforward. Der zweite Schritt umfasst einen Videoscan nach der Phase 6.

Schritt 1 der Flashforward-Prozedur

(1) Katastrophales Ereignis identifizieren: »Was könnte schiefgehen, wenn Sie [...] machen? Wenn sie z. B. einen furchtbaren Alptraum darüber hätten ...«
(2) Dem Ereignis bis zum ultimativen Abschluss folgen. Fragen Sie: »Was wäre das Schlimmste daran?«
(3) So lange fragen, bis es keine neue Antwort gibt oder nichts Schlimmeres vorgestellt werden kann. Fragen Sie weiter: »Was wäre daran so schlimm für Sie? Was wäre das Schlimmste daran?«
Ein detailliertes Bild des Flashforwards machen (detailliertes Standbild, enthält katastrophale Elemente für die Zukunft, kontextspezifisch und bezugnehmend auf die Symptome des/der Patient:in; es ist intrusiv und verstörend). Fragen Sie: »Wie genau würde das aussehen?«
(4) Negative Kognition und positive Kognition notieren. Meist handelt es sich dabei um »ich bin hilflos« vs. »ich kann etwas tun/habe Kontrolle«.

Flashforward

....

....

Negative Kognition

....

Positive Kognition

....

> **Wichtig**
>
> Wichtig ist, dass die Sätze aus der gleichen thematischen Domäne sind (Sicherheit, Verantwortung, Selbstwert oder Wahlmöglichkeiten).

Validität der Kognition (VoC-Wert)
»Wenn Sie jetzt an [*nennen Sie den Flashforward*] denken, wie sehr stimmt [*nennen Sie die positive Kognition*] von 1 = ganz falsch bis 7 = ganz richtig?«

VoC-Wert: ....

Emotionen
»Wenn Sie jetzt an [*nennen Sie den Flashforward*] denken, zusammen mit dem Satz [*nennen Sie die negative Kognition*], welche Gefühle kommen jetzt auf?«

EMDR-Ablaufschema und Flashforward-Prozedur bei Skin Picking

Notieren Sie die genannten Gefühle:

....

....

....

....

Subjektive Einheiten der Belastung mithilfe des SUD-Wertes
»Wenn Sie jetzt an [*nennen Sie den Flashforward*] denken, zusammen mit dem Satz [*nennen Sie die negative Kognition*], wie belastend fühlt es sich jetzt an von 0 = neutral bis 10 = maximal vorstellbare Belastung?«

SUD-Wert: ....

Ort im Körper, wo die Belastung spürbar ist
»Wo im Körper spüren Sie jetzt die Belastung?«

....

....

Phase 4: Phase des Reprozessierens / Verarbeitens

»Bitte denken Sie jetzt an [*nennen Sie den Flashforward*] zusammen mit dem Satz [*nennen Sie die negative Kognition*] und achten Sie auf die Belastung in / im [*nennen Sie die relevanten Körperregionen*] und achten Sie auf das Licht des Lichtbalkens.«

Machen Sie visuelle Stimulationen [*20- bis 30-mal die Augen hin- und herbewegen = 1 Set*], und fragen Sie die Patient:innen nach einem Set: »Bitte ausblenden, was auf dem inneren Schirm ist und durchatmen. Was ist jetzt da?«

Es geht weiter mit den Worten: »Bleiben Sie dabei« und stimulieren Sie weiter. Gehen Sie nach zwei neutralen oder positiven Rückmeldungen zurück zur ursprünglichen Erinnerung mit den Worten: »Wenn Sie jetzt an den Flashforward zurückdenken, was ist dann da?«

Notieren Sie sich das Genannte:

....

....

....

....

EMDR-Ablaufschema und Flashforward-Prozedur bei Skin Picking

»Wie belastend fühlt es sich jetzt an von 0 = neutral bis 10 = maximal vorstellbare Belastung?«

SUD-Wert: ....

Es geht weiter mit den Worten: »Bleiben Sie dabei« und stimulieren Sie weiter. Sobald die Belastung bei SUD =0 ist, gehen Sie über in die Phase 5.

Phase 5: Installations-Phase

»Stimmt der positive Satz [*nennen Sie die positive Kognition*] immer noch?«

Falls nicht, notieren Sie den neuen Satz. Ansonsten den alten Satz verwenden.

....

....

»Wenn Sie jetzt an die Reste der Situation denken, die den Flashforward ausgelöst hat, zusammen mit dem Satz [*nennen Sie den positiven Satz*], wie sehr stimmt der Satz von 1 = ganz falsch bis 7 = ganz richtig? Wo spüren Sie das im Körper?«

Notieren Sie den VoC-Wert und die genannte Körperregion:

....

....

Führen Sie mindestens zwei Sets an Stimulationen zum Verankern der positiven Kognition durch, fragen Sie nach einem Set: »Wie ist es jetzt?« Stimulieren Sie optimalerweise bis zu einem VoC von 7.

Phase 6: Körpertest

»Bitte denken Sie jetzt an die Reste der Situation, die den Flashforward ausgelöst hat, zusammen mit dem Satz [*nennen Sie die positive Kognition*], gehen Sie bitte durch Ihren ganzen Körper und sagen Sie mir, wo Sie etwas spüren, angenehme oder unangenehme Empfindungen.«

- Unangenehme Körperempfindungen können durch ein Set schneller Stimulationen verarbeitet werden.
- Angenehme Körperempfindungen können durch ein Set langsamer Stimulationen verankert werden.

EMDR-Ablaufschema und Flashforward-Prozedur bei Skin Picking

Schritt 2 der Flashforward-Prozedur

Durchführung des Video-Scans

»Jetzt möchte ich Sie bitten, sich vorzustellen, wie Sie in der Zukunft konfrontiert sind mit dem Objekt oder der Situation [*Auslöser für Skin Picking wie z. B. Haarstoppeln, Pickel etc.*]. Schließen Sie bitte Ihre Augen und spielen innerlich einen Film ab, wie das passiert, vom Anfang bis zum Ende. Stellen Sie sich sich selbst vor, wie Sie dabei mögliche Herausforderungen bewältigen, denen Sie dabei begegnen. Nehmen Sie wahr, was Sie sehen, denken, fühlen und was ihr Körper erlebt. Während Sie diesen Film abspielen, lassen Sie mich bitte wissen, ob Sie auf Blockaden treffen. Wenn das der Fall ist, bitte die Augen öffnen und mir Bescheid geben. Wenn das nicht der Fall ist, bitte die Augen geschlossen lassen und mich wissen lassen, wenn Sie alles durchgespielt haben.«

Bei Blockierung folgt eine Stimulation der Blockade

Dafür wird der / die Patient:in gebeten zu sagen: »Ich kann damit umgehen.« Er / Sie spielt den Film innerlich nochmal ab, die positive Kognition wird stimuliert. Der / Die Patient:in sagt sich dann: »Ich kann damit umgehen.«.

Leiten Sie dies folgendermaßen an: »Spielen Sie den Film bitte nochmal von Anfang bis Ende ab und sagen Sie zu sich selbst: ›Ich kann damit umgehen‹, fahren Sie fort.«

Phase 7: Besprechung der EMDR-Sitzung

Fragen Sie: »Wie war unsere heutige Sitzung für Sie?« Melden Sie zurück, was Ihnen im Verarbeitungsprozess aufgefallen ist. Bitte Sie Ihre Patient:innen, etwaiges Material (Gedanken, Gefühle, ect.), das nach der Sitzung auftaucht, aufzuschreiben und zur nächsten Sitzung mitzubringen. Vereinbaren Sie mit Ihren Patient:innen, wie Sie erreichbar sind, falls bis zur nächsten Sitzung sehr belastendes Material nachprozessiert wurde.

Phase 8: Evaluation

Fragen Sie zu Beginn der nächsten Sitzung, wie hoch die Belastung des zuletzt bearbeiteten Targets ist von 0 = »neutral« bis 10 = »maximal vorstellbare Belastung«. Fragen Sie, ob belastendes Material nachprozessiert wurde. Wenn ja, bzw. wenn es eine Restbelastung gibt, hiermit die EMDR-Stimulation fortsetzen (s. Phase 3).

EMDR-Ablaufschema und Flashforward-Prozedur bei Körperdysmorpher Störung

Eine Körperdysmorphe Störung zeigt sich durch Gedanken der Betroffenen, einen Makel bzw. ein Defizit des eigenen Erscheinungsbildes zu sehen, z. B. bezüglich ihres Gesichts, Haaren, Beinen und / oder dem Bauch, und gedanklich stark damit beschäftigt zu sein. Hierbei darf dieser vermeintliche Makel nicht objektiv beobachtbar bzw. nur in einem geringfügigen Maß ausgeprägt sein (s. DIPS-OA 1.2, Margraf et al., 2021).

Fallbeispiel

In der biographischen Anamnese von Marie finden sich Ereignisse wie z. B. dass ihr Vater sich immer wieder über schwangere Frauen lustig machte. So entwickelte Marie die Überzeugung, dass es schlecht sei, schwanger zu werden, weil man sich dann über sie lustig machen würde. Ihre magere Mutter wiederum erklärte in Maries Jugend immer wieder, wie wichtig es sei, schlanke Beine zu haben, und lobte immer wieder die tolle Figur von Maries jüngerer Schwester. In Maries Jugend findet sich das Vorliegen einer Anorexia, die aber mittlerweile im mittleren Erwachsenenalter nicht mehr vorliegt, sodass sich Maries Körpergewicht stabil im Normalbereich bewegt. Marie entwickelte die Wahrnehmung, dass ihre Oberschenkel und ihre Hüften unförmig breit seien im Vergleich zu ihrem Oberkörper. Objektiv ist dies nicht beobachtbar. Auch eine verhaltenstherapeutische Übung, mit bunten Schnüren die Körperteilumfänge zu schätzen und dann die tatsächlich gemessenen Umfänge danebenzulegen, um zu sehen, dass ihre Oberschenkel und ihre Hüften weniger breit sind als sie es wahrnimmt, kann die Beschwerden nicht mindern.

Sie können die ermittelten Targets (oder auch »Bearbeitungsziele«) im Arbeitsblatt AB 1 »Das AIP-Modell – der dreigliedrige EMDR-Ansatz« mit dem dreigliedrigen Ansatz des AIP-Modells einsortieren und notieren. Im nachfolgenden finden Sie in diesem Modell die ermittelten Targets des Fallbeispiels und generelle Beispiele für dieses Störungsbild.

EMDR-Ablaufschema und Flashforward-Prozedur bei Körperdysmorpher Störung

Dreizackiger Bearbeitungsansatz von EMDR

Diagnostik
Sammlung EMDR-Targets

transgenerational

Für den Fall, dass Modelllernen eine Rolle spielt: Was erinnert der/die Patient:in von einer Situation, in der z. B. ein Familienmitglied Symptome einer Körperdysmorphen Störung zeigte oder übermäßig mit Körpermaßen oder Körpergewicht beschäftigt war?

Vergangenheit

Erlebte Belastungen, die noch nicht verarbeitet wurden, im Fallbeispiel:

- Erlebte Kritik am eigenen Körper
- Unangenehme Situationen wie z. B in Umkleideräumen in Bekleidungsgeschäften

Gegenwart

Situationen, die die Sorgen antriggern, im Fallbeispiel:

- Kleidung sitzt knapper
- Blick in den Spiegel

Zukunft / Flashforwards

Welche Horrorvorstellungen gibt es, was passieren könnte?

- Gewichtszunahme
- vermeintlich unförmig für andere sichtbar sein
- nicht perfekt sein
- Schamgefühle empfinden, z.B. in intimen Situationen

EMDR-Ablaufschema und Flashforward-Prozedur bei Körperdysmorpher Störung

Ablaufschema

Nach der Diagnostik (Phase 1) und Stabilisierung (Phase 2) folgt das störungsspezifische Ablaufschema (ab Phase 3).

Phase 3: Auswahlphase

Vergangene Belastung, Auswahl eines Targets

> **Tipp**
>
> Empfohlen wird die Auswahl eines Targets nach der chronologischen Reihenfolge AB 1 »Das AIP-Modell – der dreigliedrige EMDR-Ansatz«.

Sagen Sie folgende einleitende Informationen zu den Patient:innen:

»Wir werden heute die ausgewählte Erinnerung bearbeiten. Dabei werde ich Sie zwischendurch fragen, was jetzt gerade bei Ihnen da ist. Beobachten Sie einfach, was während der Stimulation auf Ihrem inneren Schirm erscheint. Das können Bilder, Gefühle, Gedanken oder Körperempfindungen sein, und manchmal ist auch nichts da. Wenn etwas wider Erwarten unerträglich sein sollte, können Sie die Stimulation stoppen, indem Sie die Hand heben. Bitte machen Sie das jetzt mal! – Möchten Sie eine Distanzierungsmetapher nutzen? Sie können sich das, was Ihnen auf den inneren Schirm kommt, z. B. auch wie auf einem Tablet vorstellen, wenn Sie möchten.«

Negative Kognition

»Wenn Sie jetzt an [*nennen Sie das Ereignis*] denken, welcher negative Satz in Ich-Form fällt Ihnen dazu ein?«

> **Tipp**
>
> Der Satz sollte den GEMPIT-Regeln (Logie, 2015) entsprechen, d. h. er sollte verallgemeinerbar sein (engl. **g**eneralizable), emotional (engl. **e**motional), in Ich-Form sein (engl. **me**), in der Gegenwartsform formuliert sein (engl. **p**resent), irrational sein (engl. **i**rrational) und in Verbindung mit dem Trauma (engl. **t**rauma) stehen. (Im Englischen ergeben die Anfangsbuchstaben das Akronym GEMPIT.)

Geeignete Aussage der Patient:innen hier eintragen:

....

....

Positive Kognition

»Wenn die Verarbeitung erfolgreich erfolgte, was möchten Sie gern über sich denken an Stelle von [*negative Kognition*]?«

EMDR-Ablaufschema und Flashforward-Prozedur bei Körperdysmorpher Störung

Geeignete Aussage der Patient:innen hier eintragen:

....

....

> **Wichtig**
>
> Wichtig ist, dass die Sätze aus der gleichen thematischen Domäne sind (Sicherheit, Verantwortung, Selbstwert oder Wahlmöglichkeiten).

Validität der Kognition
»Wenn Sie jetzt an [*nennen Sie das belastende Ereignis*] denken, wie sehr stimmt [*nennen Sie die positive Kognition*] von 1 = ganz falsch bis 7 = ganz richtig?«

Schreiben Sie den genannten VoC-Wert auf.

VoC = ...

Emotionen
»Wenn Sie jetzt an [*nennen Sie das belastende Ereignis*] denken, zusammen mit dem Satz [*nennen Sie die negative Kognition*], welche Gefühle kommen jetzt auf?«

Notieren Sie die beschriebenen Gefühle:

....

....

Subjektive Einheiten der Belastung
»Wenn Sie jetzt an [*nennen Sie das belastende Ereignis*] denken, zusammen mit dem Satz [*nennen Sie die negative Kognition*], wie belastend fühlt es sich jetzt an von 0 = neutral bis 10 = maximal vorstellbare Belastung?«

Notieren Sie den genannten SUD-Wert.

SUD-Wert: ....

Ort im Körper, wo die Belastung spürbar ist
»Wo im Körper spüren Sie jetzt die Belastung?«

Notieren Sie die genannten Körperstellen:

....

....

EMDR-Ablaufschema und Flashforward-Prozedur bei Körperdysmorpher Störung

Phase 4: Phase des Reprozessierens / Verarbeitens

»Bitte denken Sie jetzt an [*nennen Sie das belastende Ereignis*] zusammen mit dem Satz [*nennen Sie die negative Kognition*] und achten Sie auf die Belastung in / im [*nennen Sie die relevanten Körperregionen*] und achten Sie auf das Licht des Lichtbalkens.«

Machen Sie nun die visuellen Stimulationen [*20- bis 30-mal die Augen hin- und herbewegen = 1 Set*] und fragen Sie die Patient:innen nach einem durchgeführten Set: »Bitte ausblenden, was auf dem inneren Schirm ist und durchatmen. Was ist jetzt da?«

Es geht weiter mit den Worten: »Bleiben Sie dabei.« Und stimulieren Sie weiter.

Gehen Sie nach zwei neutralen oder positiven Rückmeldungen zurück zur ursprünglichen Erinnerung mit den Worten: »Wenn Sie jetzt an das ursprüngliche Ereignis zurückdenken, was ist dann da?«

Notieren Sie das, was beschrieben wird:

....

....

Sollte eindeutig erkennbar sein, dass das zurückgemeldete Material belastend ist, machen Sie weiter mit den Worten »Bleiben Sie dabei« und stimulieren Sie weiter. Sollte nicht ganz klar sein, ob die geschilderter Rückmeldung belastend, neutral oder angenehm ist, fragen Sie nach:

»Wie belastend fühlt es sich jetzt an von 0 = neutral bis 10 = maximal vorstellbare Belastung?«

Notieren Sie den genannten SUD-Wert: ....

Es geht weiter mit den Worten: »Bleiben Sie dabei.« Und stimulieren Sie weiter. Sobald die Belastung bei SUD = 0 ist, gehen Sie über in die Phase 5.

Phase 5: Installations-Phase

»Stimmt der positive Satz [*nennen Sie die positive Kognition*] immer noch?«

Falls nicht, notieren Sie den neuen Satz. Ansonsten den alten Satz verwenden:

....

....

»Wenn Sie jetzt an die Reste der Erinnerung denken zusammen mit dem Satz [*nennen Sie den positiven Satz*], wie sehr stimmt der Satz von 1 = ganz falsch bis 7 = ganz richtig? – Wo spüren Sie das im Körper?«

EMDR-Ablaufschema und Flashforward-Prozedur bei Körperdysmorpher Störung

Notieren Sie den VoC-Wert und die Körperregion:

VoC-Wert: ....

Körperregion: ....

Führen Sie mindestens zwei Sets an Stimulationen zum Verankern der positiven Kognition durch, fragen Sie nach einem Set: »Wie ist es jetzt?« Stimulieren Sie optimalerweise bis zu einem VoC-Wert von 7.

Phase 6: Körpertest

»Bitte denken Sie jetzt an die Reste der Erinnerung, zusammen mit dem Satz [*nennen Sie die positive Kognition*], gehen Sie bitte durch Ihren ganzen Körper und sagen Sie mir, wo Sie etwas spüren, angenehme oder unangenehme Empfindungen.«

- Unangenehme Körperempfindungen können durch ein Set schneller Stimulationen verarbeitet werden.
- Angenehme Körperempfindungen können durch ein Set langsamer Stimulationen verankert werden.

Phase 7: Nachbesprechung der EMDR-Sitzung

»Wie war unsere heutige Sitzung für Sie?«

Melden Sie zurück, was Ihnen im Verarbeitungsprozess aufgefallen ist. Bitten Sie Ihre Patient:innen, etwaig auftauchendes Material nach der Sitzung aufzuschreiben und zur nächsten Sitzung mitzubringen. Vereinbaren Sie mit Ihren Patient:innen, wie Sie erreichbar sind, falls bis zur nächsten Sitzung sehr belastendes Material nachprozessiert wird.

Phase 8: Evaluation

Fragen Sie zu Beginn der nächsten Sitzung, wie hoch die Belastung des zuletzt bearbeiteten Targets ist (von 0 = neutral bis 10 = maximal der vorstellbaren Belastung). Fragen Sie, ob belastendes Material nachprozessiert wurde. Wenn ja, bzw. wenn es eine Restbelastung gibt, hiermit die EMDR-Stimulation fortsetzen (s. Phase 3).

Wenn Sie die vergangenen Belastungen und Trigger erfolgreich bearbeitet haben und die Belastung auf der SUD-Skala (SUD für »Subjective Units of Disturbance«) auf 0 gesunken ist, können Sie in weiteren Sitzungen die Flashforwards bearbeiten, sofern diese noch belastend sind.

EMDR-Ablaufschema und Flashforward-Prozedur bei Körperdysmorpher Störung

Flashforward-Prozedur

Die Flashforward-Prozedur besteht aus zwei Schritten. Der erste Schritt entspricht einer neuen Phase 3, und zwar mit dem Flashforward. Der zweite Schritt umfasst einen Videoscan nach der Phase 6.

Schritt 1 der Flashforward-Prozedur

(1) Katastrophales Ereignis identifizieren: »Was könnte schiefgehen, wenn Sie [...] machen? Wenn sie z. B. einen furchtbaren Alptraum darüber hätten ...«
(2) Dem Ereignis bis zum ultimativen Abschluss folgen. Fragen Sie: »Was wäre das Schlimmste daran?«
(3) So lange fragen, bis es keine neue Antwort gibt oder nichts Schlimmeres vorgestellt werden kann. Fragen Sie weiter: »Was wäre daran so schlimm für Sie? Was wäre das Schlimmste daran?«
Ein detailliertes Bild des Flashforwards machen (detailliertes Standbild, enthält katastrophale Elemente für die Zukunft, kontextspezifisch und bezugnehmend auf die Symptome des/der Patient:in; es ist intrusiv und verstörend). Fragen Sie: »Wie genau würde das aussehen?«
(4) Negative Kognition und positive Kognition notieren. Meist handelt es sich dabei um »ich bin hilflos« vs. »ich kann etwas tun / habe Kontrolle«.

Flashforward

....

....

Negative Kognition

....

Positive Kognition

....

> **Wichtig**
>
> Wichtig ist, dass die Sätze aus der gleichen thematischen Domäne sind (Sicherheit, Verantwortung, Selbstwert oder Wahlmöglichkeiten).

Validität der Kognition (VoC-Wert)
»Wenn Sie jetzt an [*nennen Sie den Flashforward*] denken, wie sehr stimmt [*nennen Sie die positive Kognition*] von 1 = ganz falsch bis 7 = ganz richtig?«

VoC-Wert: ....

Emotionen
»Wenn Sie jetzt an [*nennen Sie den Flashforward*] denken, zusammen mit dem Satz [*nennen Sie die negative Kognition*], welche Gefühle kommen jetzt auf?«

EMDR-Ablaufschema und Flashforward-Prozedur bei Körperdysmorpher Störung

Notieren Sie die genannten Gefühle:

....

....

....

....

Subjektive Einheiten der Belastung mithilfe des SUD-Wertes
»Wenn Sie jetzt an [*nennen Sie den Flashforward*] denken, zusammen mit dem Satz [*nennen Sie die negative Kognition*], wie belastend fühlt es sich jetzt an von 0 = neutral bis 10 = maximal vorstellbare Belastung?«

SUD-Wert: ....

Ort im Körper, wo die Belastung spürbar ist
»Wo im Körper spüren Sie jetzt die Belastung?«

....

....

Phase 4: Phase des Reprozessierens / Verarbeitens

»Bitte denken Sie jetzt an [*nennen Sie den Flashforward*] zusammen mit dem Satz [*nennen Sie die negative Kognition*] und achten Sie auf die Belastung in / im [*nennen Sie die relevanten Körperregionen*] und achten Sie auf das Licht des Lichtbalkens.«

Machen Sie visuelle Stimulationen [*20- bis 30-mal die Augen hin- und herbewegen = 1 Set*], und fragen Sie die Patient:innen nach einem Set: »Bitte ausblenden, was auf dem inneren Schirm ist und durchatmen. Was ist jetzt da?«

Es geht weiter mit den Worten: »Bleiben Sie dabei« und stimulieren Sie weiter. Gehen Sie nach zwei neutralen oder positiven Rückmeldungen zurück zur ursprünglichen Erinnerung mit den Worten: »Wenn Sie jetzt an den Flashforward zurückdenken, was ist dann da?«

Notieren Sie sich das Genannte:

....

....

....

....

EMDR-Ablaufschema und Flashforward-Prozedur bei Körperdysmorpher Störung

»Wie belastend fühlt es sich jetzt an von 0 = neutral bis 10 = maximal vorstellbare Belastung?«

SUD-Wert: ....

Es geht weiter mit den Worten: »Bleiben Sie dabei« und stimulieren Sie weiter. Sobald die Belastung bei SUD =0 ist, gehen Sie über in die Phase 5.

Phase 5: Installations-Phase

»Stimmt der positive Satz [*nennen Sie die positive Kognition*] immer noch?«

Falls nicht, notieren Sie den neuen Satz. Ansonsten den alten Satz verwenden.

....

....

»Wenn Sie jetzt an die Reste der Situation denken, die den Flashforward ausgelöst hat, zusammen mit dem Satz [*nennen Sie den positiven Satz*], wie sehr stimmt der Satz von 1 = ganz falsch bis 7 = ganz richtig? Wo spüren Sie das im Körper?«

Notieren Sie den VoC-Wert und die genannte Körperregion:

....

....

Führen Sie mindestens zwei Sets an Stimulationen zum Verankern der positiven Kognition durch, fragen Sie nach einem Set: »Wie ist es jetzt?« Stimulieren Sie optimalerweise bis zu einem VoC von 7.

Phase 6: Körpertest

»Bitte denken Sie jetzt an die Reste der Situation, die den Flashforward ausgelöst hat, zusammen mit dem Satz [*nennen Sie die positive Kognition*], gehen Sie bitte durch Ihren ganzen Körper und sagen Sie mir, wo Sie etwas spüren, angenehme oder unangenehme Empfindungen.«

- Unangenehme Körperempfindungen können durch ein Set schneller Stimulationen verarbeitet werden.
- Angenehme Körperempfindungen können durch ein Set langsamer Stimulationen verankert werden.

EMDR-Ablaufschema und Flashforward-Prozedur bei Körperdysmorpher Störung

Schritt 2 der Flashforward-Prozedur

Durchführung des Video-Scans

»Jetzt möchte ich Sie bitten, sich vorzustellen, wie Sie in der Zukunft konfrontiert sind mit dem Objekt oder der Situation [*Auslöser wie Umkleidekabinen, die Vorstellung von Gewichtszunahme etc.*]. Schließen Sie bitte Ihre Augen und spielen innerlich einen Film ab, wie das passiert, vom Anfang bis zum Ende. Stellen Sie sich sich selbst vor, wie Sie dabei mögliche Herausforderungen bewältigen, denen Sie dabei begegnen. Nehmen Sie wahr, was Sie sehen, denken, fühlen und was ihr Körper erlebt. Während Sie diesen Film abspielen, lassen Sie mich bitte wissen, ob Sie auf Blockaden treffen. Wenn das der Fall ist, bitte die Augen öffnen und mir Bescheid geben. Wenn das nicht der Fall ist, bitte die Augen geschlossen lassen und mich wissen lassen, wenn Sie alles durchgespielt haben.«

Bei Blockierung folgt eine Stimulation der Blockade

Dafür wird der / die Patient:in gebeten zu sagen: »Ich kann damit umgehen.« Er / Sie spielt den Film innerlich nochmal ab, die positive Kognition wird stimuliert. Der / Die Patient:in sagt sich dann: »Ich kann damit umgehen.«.

Leiten Sie dies folgendermaßen an: »Spielen Sie den Film bitte nochmal von Anfang bis Ende ab und sagen Sie zu sich selbst: ›Ich kann damit umgehen‹, fahren Sie fort.«

Phase 7: Besprechung der EMDR-Sitzung

Fragen Sie: »Wie war unsere heutige Sitzung für Sie?« Melden Sie zurück, was Ihnen im Verarbeitungsprozess aufgefallen ist. Bitte Sie Ihre Patient:innen, etwaiges Material (Gedanken, Gefühle, ect.), das nach der Sitzung auftaucht, aufzuschreiben und zur nächsten Sitzung mitzubringen. Vereinbaren Sie mit Ihren Patient:innen, wie Sie erreichbar sind, falls bis zur nächsten Sitzung sehr belastendes Material nachprozessiert wurde.

Phase 8: Evaluation

Fragen Sie zu Beginn der nächsten Sitzung, wie hoch die Belastung des zuletzt bearbeiteten Targets ist von 0 = »neutral« bis 10 = »maximal vorstellbare Belastung«. Fragen Sie, ob belastendes Material nachprozessiert wurde. Wenn ja, bzw. wenn es eine Restbelastung gibt, hiermit die EMDR-Stimulation fortsetzen (s. Phase 3).

Ablaufschema und Flashforward-Prozedur bei Verhaltenssüchten

Verhaltenssüchte können sich auf exzessives Arbeiten, Computerspielen, Glücksspiele, Kaufen oder Essen beziehen. Aus EMDR-Sicht bieten sich hierbei zwei Ansatzpunkte: Das Ermitteln des guten Gefühls, das die Verhaltenssucht auslöst, und Ressourcenaufbau alternativer Verhaltensweisen, die dieselben guten Gefühle auslösen, sowie die EMDR-Bearbeitung der unangenehmen Gefühle wie z. B. Unruhe, Niedergeschlagenheit oder Angst.

Fallbeispiel

Stefan kam wegen depressiver Symptome in die ambulante Psychotherapie. Er hatte erfolgreich einen Schmerzmittelentzug hinter sich gebracht. Der Schmerzmittelgebrauch stand im Zusammenhang mit mehreren Operationen, die er mittlerweile gut überstanden hatte. Nach einer erfolgreichen Wiedereingliederung war er wieder berufstätig. Die Befragung mit dem DIPS-Interview erbrachte in der probatorischen Phase die Information, dass Stefan regelmäßig an seiner Tankstelle Lotterielose kaufte, und zwar monatlich für einen vierstelligen Euro-Betrag. Das hellte seine Stimmung auf, die zum Beispiel immer dann sehr schlecht war, wenn sein Lieblings-Fußballclub ein Spiel verloren hatte.

Sie können die ermittelten Targets (oder auch »Bearbeitungsziele«) im Arbeitsblatt AB 1 »Das AIP-Modell – der dreigliedrige EMDR-Ansatz« mit dem dreigliedrigen Ansatz des AIP-Modells einsortieren und notieren. Im nachfolgenden finden Sie in diesem Modell die ermittelten Targets des Fallbeispiels und generelle Beispiele für dieses Störungsbild.

Wichtig

Ermitteln Sie mit der Patientin, welche guten Gefühle die Verhaltenssucht auslöst und bei welchen anderen Aktivitäten ebenfalls diese guten Gefühle spürbar sind. Verstärken Sie diese zunächst mit der langsamen Stimulation des EMDR-Ressourcenaufbaus.

Ablaufschema und Flashforward-Prozedur bei Verhaltenssüchten

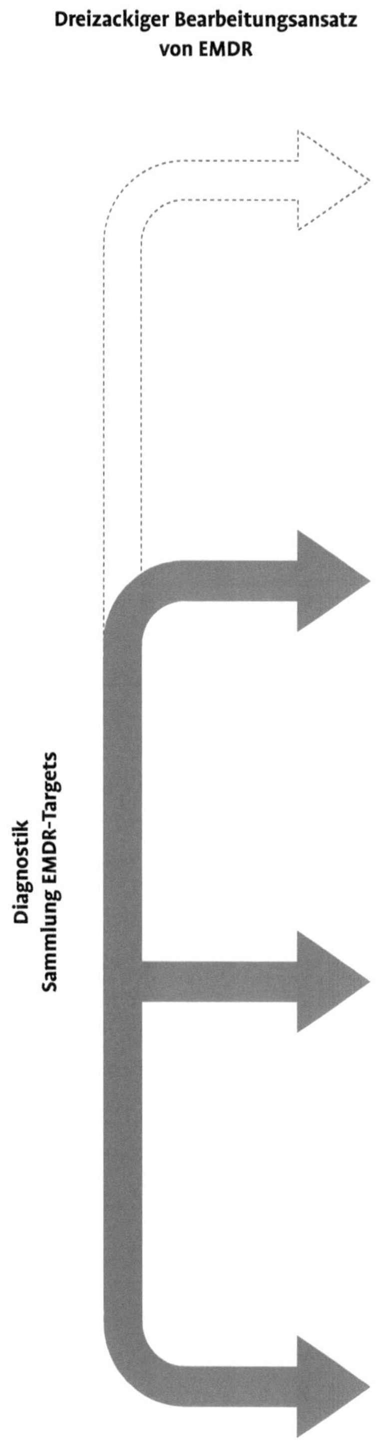

transgenerational

Für den Fall, dass Modelllernen eine Rolle spielt: Was erinnert der / die Patient:in von einer Situation, in der z. B. ein Familienmitglied Symptome einer Verhaltenssucht zeigte? Welche transgenerationalen Belastungen spielen möglicherweise bei der Entstehung von Beschwerden eine Rolle?

Vergangenheit

Erlebte Belastungen, die noch nicht verarbeitet wurden, im Fallbeispiel:

- Konflikte am Arbeitsplatz
- Belastungen im Rahmen seiner Operation
- Unangenehme Gefühle, wenn er keine Lotterielose kauft

Gegenwart

Auslöser für Verhaltenssucht:

- Frustration?
- Sorgen?
- Langeweile?

Zukunft / Flashforwards

Welche Horrorvorstellungen gibt es, was passieren könnte?

- Möglicherweise Defizite in der Emotionsregulation, mit Frust umzugehen, aus EMDR-Sicht: ein unaushaltbares, unangenehmes Gefühl
- Das explorierte Gefühl, das der / die Patient:in VOR dem unerwünschten Verhalten empfindet

Ablaufschema und Flashforward-Prozedur bei Verhaltenssüchten

Ablaufschema

Nach der Diagnostik (Phase 1) und Stabilisierung (Phase 2) folgt das störungsspezifische Ablaufschema (ab Phase 3).

Phase 3: Auswahlphase

Vergangene Belastung, Auswahl eines Targets

> **Tipp**
>
> Empfohlen wird die Auswahl eines Targets nach der chronologischen Reihenfolge AB 1 »Das AIP-Modell – der dreigliedrige EMDR-Ansatz«.

Sagen Sie folgende einleitende Informationen zu den Patient:innen:

»Wir werden heute die ausgewählte Erinnerung bearbeiten. Dabei werde ich Sie zwischendurch fragen, was jetzt gerade bei Ihnen da ist. Beobachten Sie einfach, was während der Stimulation auf Ihrem inneren Schirm erscheint. Das können Bilder, Gefühle, Gedanken oder Körperempfindungen sein, und manchmal ist auch nichts da. Wenn etwas wider Erwarten unerträglich sein sollte, können Sie die Stimulation stoppen, indem Sie die Hand heben. Bitte machen Sie das jetzt mal! – Möchten Sie eine Distanzierungsmetapher nutzen? Sie können sich das, was Ihnen auf den inneren Schirm kommt, z. B. auch wie auf einem Tablet vorstellen, wenn Sie möchten.«

Negative Kognition
»Wenn Sie jetzt an [*nennen Sie das Ereignis*] denken, welcher negative Satz in Ich-Form fällt Ihnen dazu ein?«

> **Tipp**
>
> Der Satz sollte den GEMPIT-Regeln (Logie, 2015) entsprechen, d. h. er sollte verallgemeinerbar sein (engl. **g**eneralizable), emotional (engl. **e**motional), in Ich-Form sein (engl. **m**e), in der Gegenwartsform formuliert sein (engl. **p**resent), irrational sein (engl. **i**rrational) und in Verbindung mit dem Trauma (engl. **t**rauma) stehen. (Im Englischen ergeben die Anfangsbuchstaben das Akronym GEMPIT.)

Geeignete Aussage der Patient:innen hier eintragen:

....

....

Positive Kognition
»Wenn die Verarbeitung erfolgreich erfolgte, was möchten Sie gern über sich denken an Stelle von [*negative Kognition*]?«

Ablaufschema und Flashforward-Prozedur bei Verhaltenssüchten

Geeignete Aussage der Patient:innen hier eintragen:

....

....

> **Wichtig**
>
> Wichtig ist, dass die Sätze aus der gleichen thematischen Domäne sind (Sicherheit, Verantwortung, Selbstwert oder Wahlmöglichkeiten).

Validität der Kognition
»Wenn Sie jetzt an [*nennen Sie das belastende Ereignis*] denken, wie sehr stimmt [*nennen Sie die positive Kognition*] von 1 = ganz falsch bis 7 = ganz richtig?«

Schreiben Sie den genannten VoC-Wert auf.

VoC = ...

Emotionen
»Wenn Sie jetzt an [*nennen Sie das belastende Ereignis*] denken, zusammen mit dem Satz [*nennen Sie die negative Kognition*], welche Gefühle kommen jetzt auf?«

Notieren Sie die beschriebenen Gefühle:

....

....

Subjektive Einheiten der Belastung
»Wenn Sie jetzt an [*nennen Sie das belastende Ereignis*] denken, zusammen mit dem Satz [*nennen Sie die negative Kognition*], wie belastend fühlt es sich jetzt an von 0 = neutral bis 10 = maximal vorstellbare Belastung?«

Notieren Sie den genannten SUD-Wert.

SUD-Wert: ....

Ort im Körper, wo die Belastung spürbar ist
»Wo im Körper spüren Sie jetzt die Belastung?«

Notieren Sie die genannten Körperstellen:

....

....

Ablaufschema und Flashforward-Prozedur bei Verhaltenssüchten

Phase 4: Phase des Reprozessierens / Verarbeitens

»Bitte denken Sie jetzt an [*nennen Sie das belastende Ereignis*] zusammen mit dem Satz [*nennen Sie die negative Kognition*] und achten Sie auf die Belastung in / im [*nennen Sie die relevanten Körperregionen*] und achten Sie auf das Licht des Lichtbalkens.«

Machen Sie nun die visuellen Stimulationen [*20- bis 30-mal die Augen hin- und herbewegen = 1 Set*] und fragen Sie die Patient:innen nach einem durchgeführten Set: »Bitte ausblenden, was auf dem inneren Schirm ist und durchatmen.Was ist jetzt da?«

Es geht weiter mit den Worten: »Bleiben Sie dabei.« Und stimulieren Sie weiter.

Gehen Sie nach zwei neutralen oder positiven Rückmeldungen zurück zur ursprünglichen Erinnerung mit den Worten: »Wenn Sie jetzt an das ursprüngliche Ereignis zurückdenken, was ist dann da?«

Notieren Sie das, was beschrieben wird:

....

....

Sollte eindeutig erkennbar sein, dass das zurückgemeldete Material belastend ist, machen Sie weiter mit den Worten »Bleiben Sie dabei« und stimulieren Sie weiter. Sollte nicht ganz klar sein, ob die geschilderter Rückmeldung belastend, neutral oder angenehm ist, fragen Sie nach:

»Wie belastend fühlt es sich jetzt an von 0 = neutral bis 10 = maximal vorstellbare Belastung?«

Notieren Sie den genannten SUD-Wert: ....

Es geht weiter mit den Worten: »Bleiben Sie dabei.« Und stimulieren Sie weiter. Sobald die Belastung bei SUD = 0 ist, gehen Sie über in die Phase 5.

Phase 5: Installations-Phase

»Stimmt der positive Satz [*nennen Sie die positive Kognition*] immer noch?«

Falls nicht, notieren Sie den neuen Satz. Ansonsten den alten Satz verwenden:

....

....

»Wenn Sie jetzt an die Reste der Erinnerung denken zusammen mit dem Satz [*nennen Sie den positiven Satz*], wie sehr stimmt der Satz von 1 = ganz falsch bis 7 = ganz richtig? – Wo spüren Sie das im Körper?«

Ablaufschema und Flashforward-Prozedur bei Verhaltenssüchten

Notieren Sie den VoC-Wert und die Körperregion:

VoC-Wert: ....

Körperregion: ....

Führen Sie mindestens zwei Sets an Stimulationen zum Verankern der positiven Kognition durch, fragen Sie nach einem Set: »Wie ist es jetzt?« Stimulieren Sie optimalerweise bis zu einem VoC-Wert von 7.

Phase 6: Körpertest

»Bitte denken Sie jetzt an die Reste der Erinnerung, zusammen mit dem Satz [*nennen Sie die positive Kognition*], gehen Sie bitte durch Ihren ganzen Körper und sagen Sie mir, wo Sie etwas spüren, angenehme oder unangenehme Empfindungen.«

- Unangenehme Körperempfindungen können durch ein Set schneller Stimulationen verarbeitet werden.
- Angenehme Körperempfindungen können durch ein Set langsamer Stimulationen verankert werden.

Phase 7: Nachbesprechung der EMDR-Sitzung

»Wie war unsere heutige Sitzung für Sie?«

Melden Sie zurück, was Ihnen im Verarbeitungsprozess aufgefallen ist. Bitten Sie Ihre Patient:innen, etwaig auftauchendes Material nach der Sitzung aufzuschreiben und zur nächsten Sitzung mitzubringen. Vereinbaren Sie mit Ihren Patient:innen, wie Sie erreichbar sind, falls bis zur nächsten Sitzung sehr belastendes Material nachprozessiert wird.

Phase 8: Evaluation

Fragen Sie zu Beginn der nächsten Sitzung, wie hoch die Belastung des zuletzt bearbeiteten Targets ist (von 0 = neutral bis 10 = maximal der vorstellbaren Belastung). Fragen Sie, ob belastendes Material nachprozessiert wurde. Wenn ja, bzw. wenn es eine Restbelastung gibt, hiermit die EMDR-Stimulation fortsetzen (s. Phase 3).

Wenn Sie die vergangenen Belastungen und Trigger erfolgreich bearbeitet haben und die Belastung auf der SUD-Skala (SUD für »Subjective Units of Disturbance«) auf 0 gesunken ist, können Sie in weiteren Sitzungen die Flashforwards bearbeiten, sofern diese noch belastend sind.

Ablaufschema und Flashforward-Prozedur bei Verhaltenssüchten

Flashforward-Prozedur

Die Flashforward-Prozedur besteht aus zwei Schritten. Der erste Schritt entspricht einer neuen Phase 3, und zwar mit dem Flashforward. Der zweite Schritt umfasst einen Videoscan nach der Phase 6.

Schritt 1 der Flashforward-Prozedur

(1) Katastrophales Ereignis identifizieren: »Was könnte schiefgehen, wenn Sie […] machen? Wenn sie z. B. einen furchtbaren Alptraum darüber hätten …«
(2) Dem Ereignis bis zum ultimativen Abschluss folgen. Fragen Sie: »Was wäre das Schlimmste daran?«
(3) So lange fragen, bis es keine neue Antwort gibt oder nichts Schlimmeres vorgestellt werden kann. Fragen Sie weiter: »Was wäre daran so schlimm für Sie? Was wäre das Schlimmste daran?«
Ein detailliertes Bild des Flashforwards machen (detailliertes Standbild, enthält katastrophale Elemente für die Zukunft, kontextspezifisch und bezugnehmend auf die Symptome des / der Patient:in; es ist intrusiv und verstörend). Fragen Sie: »Wie genau würde das aussehen?«
(4) Negative Kognition und positive Kognition notieren. Meist handelt es sich dabei um »ich bin hilflos« vs. »ich kann etwas tun / habe Kontrolle«.

Flashforward

....

....

Negative Kognition

....

Positive Kognition

....

> **Wichtig**
>
> Wichtig ist, dass die Sätze aus der gleichen thematischen Domäne sind (Sicherheit, Verantwortung, Selbstwert oder Wahlmöglichkeiten).

Validität der Kognition (VoC-Wert)
»Wenn Sie jetzt an [*nennen Sie den Flashforward*] denken, wie sehr stimmt [*nennen Sie die positive Kognition*] von 1 = ganz falsch bis 7 = ganz richtig?«

VoC-Wert: ....

Emotionen
»Wenn Sie jetzt an [*nennen Sie den Flashforward*] denken, zusammen mit dem Satz [*nennen Sie die negative Kognition*], welche Gefühle kommen jetzt auf?«

Ablaufschema und Flashforward-Prozedur bei Verhaltenssüchten

Notieren Sie die genannten Gefühle:

....

....

....

....

Subjektive Einheiten der Belastung mithilfe des SUD-Wertes
»Wenn Sie jetzt an [*nennen Sie den Flashforward*] denken, zusammen mit dem Satz [*nennen Sie die negative Kognition*], wie belastend fühlt es sich jetzt an von 0 = neutral bis 10 = maximal vorstellbare Belastung?«

SUD-Wert: ....

Ort im Körper, wo die Belastung spürbar ist
»Wo im Körper spüren Sie jetzt die Belastung?«

....

....

Phase 4: Phase des Reprozessierens / Verarbeitens

»Bitte denken Sie jetzt an [*nennen Sie den Flashforward*] zusammen mit dem Satz [*nennen Sie die negative Kognition*] und achten Sie auf die Belastung in / im [*nennen Sie die relevanten Körperregionen*] und achten Sie auf das Licht des Lichtbalkens.«

Machen Sie visuelle Stimulationen [*20- bis 30-mal die Augen hin- und herbewegen = 1 Set*], und fragen Sie die Patient:innen nach einem Set: »Bitte ausblenden, was auf dem inneren Schirm ist und durchatmen. Was ist jetzt da?«

Es geht weiter mit den Worten: »Bleiben Sie dabei« und stimulieren Sie weiter. Gehen Sie nach zwei neutralen oder positiven Rückmeldungen zurück zur ursprünglichen Erinnerung mit den Worten: »Wenn Sie jetzt an den Flashforward zurückdenken, was ist dann da?«

Notieren Sie sich das Genannte:

....

....

....

....

Ablaufschema und Flashforward-Prozedur bei Verhaltenssüchten

»Wie belastend fühlt es sich jetzt an von 0 = neutral bis 10 = maximal vorstellbare Belastung?«

SUD-Wert: ....

Es geht weiter mit den Worten: »Bleiben Sie dabei« und stimulieren Sie weiter. Sobald die Belastung bei SUD =0 ist, gehen Sie über in die Phase 5.

Phase 5: Installations-Phase

»Stimmt der positive Satz [*nennen Sie die positive Kognition*] immer noch?«

Falls nicht, notieren Sie den neuen Satz. Ansonsten den alten Satz verwenden.

....

....

»Wenn Sie jetzt an die Reste der Situation denken, die den Flashforward ausgelöst hat, zusammen mit dem Satz [*nennen Sie den positiven Satz*], wie sehr stimmt der Satz von 1 = ganz falsch bis 7 = ganz richtig? Wo spüren Sie das im Körper?«

Notieren Sie den VoC-Wert und die genannte Körperregion:

....

....

Führen Sie mindestens zwei Sets an Stimulationen zum Verankern der positiven Kognition durch, fragen Sie nach einem Set: »Wie ist es jetzt?« Stimulieren Sie optimalerweise bis zu einem VoC von 7.

Phase 6: Körpertest

»Bitte denken Sie jetzt an die Reste der Situation, die den Flashforward ausgelöst hat, zusammen mit dem Satz [*nennen Sie die positive Kognition*], gehen Sie bitte durch Ihren ganzen Körper und sagen Sie mir, wo Sie etwas spüren, angenehme oder unangenehme Empfindungen.«

- Unangenehme Körperempfindungen können durch ein Set schneller Stimulationen verarbeitet werden.
- Angenehme Körperempfindungen können durch ein Set langsamer Stimulationen verankert werden.

Ablaufschema und Flashforward-Prozedur bei Verhaltenssüchten

Schritt 2 der Flashforward-Prozedur

Durchführung des Video-Scans

»Jetzt möchte ich Sie bitten, sich vorzustellen, wie Sie in der Zukunft konfrontiert sind mit dem Objekt oder der Situation [*Auslöser wie Frustration etc.*]. Schließen Sie bitte Ihre Augen und spielen innerlich einen Film ab, wie das passiert, vom Anfang bis zum Ende. Stellen Sie sich sich selbst vor, wie Sie dabei mögliche Herausforderungen bewältigen, denen Sie dabei begegnen. Nehmen Sie wahr, was Sie sehen, denken, fühlen und was ihr Körper erlebt. Während Sie diesen Film abspielen, lassen Sie mich bitte wissen, ob Sie auf Blockaden treffen. Wenn das der Fall ist, bitte die Augen öffnen und mir Bescheid geben. Wenn das nicht der Fall ist, bitte die Augen geschlossen lassen und mich wissen lassen, wenn Sie alles durchgespielt haben.«

Bei Blockierung folgt eine Stimulation der Blockade

Dafür wird der / die Patient:in gebeten zu sagen: »Ich kann damit umgehen.« Er / Sie spielt den Film innerlich nochmal ab, die positive Kognition wird stimuliert. Der / Die Patient:in sagt sich dann: »Ich kann damit umgehen.«.

Leiten Sie dies folgendermaßen an: »Spielen Sie den Film bitte nochmal von Anfang bis Ende ab und sagen Sie zu sich selbst: ›Ich kann damit umgehen‹, fahren Sie fort.«

Phase 7: Besprechung der EMDR-Sitzung

Fragen Sie: »Wie war unsere heutige Sitzung für Sie?« Melden Sie zurück, was Ihnen im Verarbeitungsprozess aufgefallen ist. Bitte Sie Ihre Patient:innen, etwaiges Material (Gedanken, Gefühle, ect.), das nach der Sitzung auftaucht, aufzuschreiben und zur nächsten Sitzung mitzubringen. Vereinbaren Sie mit Ihren Patient:innen, wie Sie erreichbar sind, falls bis zur nächsten Sitzung sehr belastendes Material nachprozessiert wurde.

Phase 8: Evaluation

Fragen Sie zu Beginn der nächsten Sitzung, wie hoch die Belastung des zuletzt bearbeiteten Targets ist von 0 = »neutral« bis 10 = »maximal vorstellbare Belastung«. Fragen Sie, ob belastendes Material nachprozessiert wurde. Wenn ja, bzw. wenn es eine Restbelastung gibt, hiermit die EMDR-Stimulation fortsetzen (s. Phase 3).

EMDR-Ablaufschema und Flashforward-Prozedur bei Trennungsängsten bei Erwachsenen

Trennungsangst bei Erwachsenen zeigt sich in starken Ängsten davor, räumlich von nahestehenden Personen getrennt zu werden wie z. B. den Eltern, dem / der Partner:in oder den Kindern. Es besteht eine ausgeprägte Angst davor, von einer wichtigen Bezugsperson räumlich getrennt zu sein, eine wichtige Bezugsperson durch Krankheit, Unglück oder Tod zu verlieren oder durch ein unerwünschtes Ereignis wie Entführung, Unfall oder Krankheit von einer wichtigen Bezugsperson getrennt zu werden. Es bestehen aus diesen Gründen Ängste, das Zuhause zu verlassen, und Befürchtungen, allein ohne die wichtigen Bezugspersonen zu sein. Auch treten Albträume von Trennungssituationen auf sowie körperliche Schmerzen bei räumlichen Trennungen von wichtigen Bezugspersonen oder wenn eine räumliche Trennung befürchtet wird.

Fallbeispiel

Vanessa hatte massive Probleme an ihrem Studienort, der mehrere hundert Kilometer von ihrem Heimatort entfernt war. Sie war extrem niedergeschlagen und weinte viel, es war für sie quasi nicht aushaltbar, nicht im Elternhaus in ihrem Heimatort zu sein.

In ihrer Vorgeschichte findet sich, dass sie in ihrer Kindheit sehr ungern bei ihren Großeltern war, bei denen sie zuweilen tagelang von ihren Eltern abgegeben wurde, und dass ihre Eltern seit Jahren einen Ehekonflikt haben, ebenso wie der Tod eines ihrer Geschwister.

Sie können die ermittelten Targets (oder auch »Bearbeitungsziele«) im Arbeitsblatt AB 1 »Das AIP-Modell – der dreigliedrige EMDR-Ansatz« mit dem dreigliedrigen Ansatz des AIP-Modells einsortieren und notieren. Im nachfolgenden finden Sie in diesem Modell die ermittelten Targets des Fallbeispiels und generelle Beispiele für dieses Störungsbild.

EMDR-Ablaufschema und Flashforward-Prozedur bei Trennungsängsten bei Erwachsenen

Dreizackiger Bearbeitungsansatz von EMDR

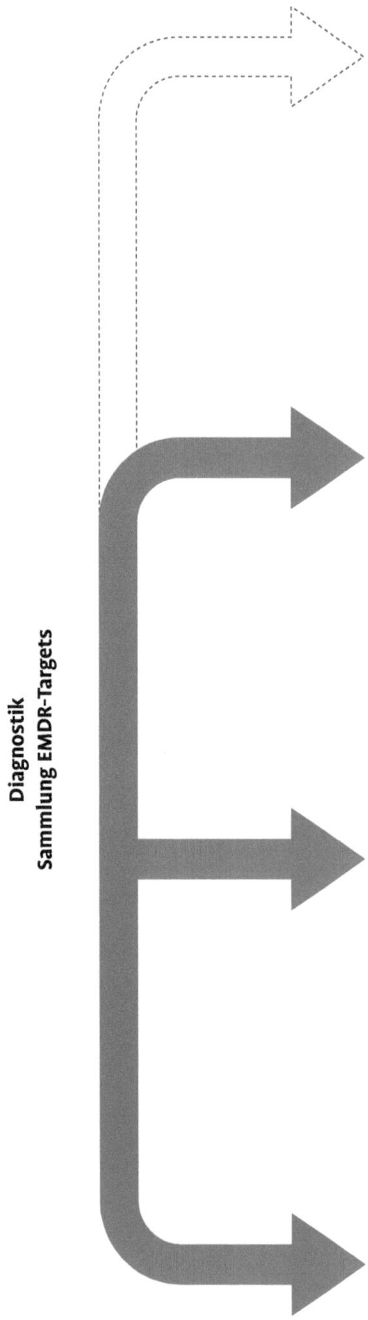

transgenerational

Für den Fall, dass Modelllernen eine Rolle spielt: Was erinnert der / die Patient:in von einer Situation, in der z. B. ein erwachsenes Familienmitglied Symptome von Trennungsangst gezeigt hat, oder gab es im Zusammenhang mit der eigenen Störung bestehende transgenerationale Erfahrungen?

Im Fallbeispiel Suizid eines Geschwisters vor ihrer Geburt, d. h. Verlusterfahrung, die ihre Eltern gemacht haben.

Vergangenheit

Erlebte Belastungen, die noch nicht verarbeitet wurden, im Fallbeispiel:

- Ehekonflikte der Eltern
- Als Kleinkind: Bei den Großeltern abgegeben werden und die Eltern reisten tagelang weg, Aufenthalt bei den Großeltern wurde als unangenehm erlebt
- Im Kindergarten und in der Schule Außenseiterin sein, die nicht in der Gemeinschaft integriert war

Gegenwart

Situationen, die die Sorgen antriggern, beispielsweise

- Weg sein vom Heimatort
- Weg sein von den Eltern

Zukunft / Flashforwards

Welche Horrorvorstellungen gibt es, was passieren könnte?

- Keinen Kontakt mehr zu den Eltern haben

EMDR-Ablaufschema und Flashforward-Prozedur bei Trennungsängsten bei Erwachsenen

Ablaufschema

Nach der Diagnostik (Phase 1) und Stabilisierung (Phase 2) folgt das störungsspezifische Ablaufschema (ab Phase 3).

Phase 3: Auswahlphase

Vergangene Belastung, Auswahl eines Targets

> **Tipp**
>
> Empfohlen wird die Auswahl eines Targets nach der chronologischen Reihenfolge AB 1 »Das AIP-Modell – der dreigliedrige EMDR-Ansatz«.

Sagen Sie folgende einleitende Informationen zu den Patient:innen:

»Wir werden heute die ausgewählte Erinnerung bearbeiten. Dabei werde ich Sie zwischendurch fragen, was jetzt gerade bei Ihnen da ist. Beobachten Sie einfach, was während der Stimulation auf Ihrem inneren Schirm erscheint. Das können Bilder, Gefühle, Gedanken oder Körperempfindungen sein, und manchmal ist auch nichts da. Wenn etwas wider Erwarten unerträglich sein sollte, können Sie die Stimulation stoppen, indem Sie die Hand heben. Bitte machen Sie das jetzt mal! – Möchten Sie eine Distanzierungsmetapher nutzen? Sie können sich das, was Ihnen auf den inneren Schirm kommt, z. B. auch wie auf einem Tablet vorstellen, wenn Sie möchten.«

Negative Kognition
»Wenn Sie jetzt an [*nennen Sie das Ereignis*] denken, welcher negative Satz in Ich-Form fällt Ihnen dazu ein?«

> **Tipp**
>
> Der Satz sollte den GEMPIT-Regeln (Logie, 2015) entsprechen, d. h. er sollte verallgemeinerbar sein (engl. **g**eneralizable), emotional (engl. **e**motional), in Ich-Form sein (engl. **me**), in der Gegenwartsform formuliert sein (engl. **p**resent), irrational sein (engl. **i**rrational) und in Verbindung mit dem Trauma (engl. **t**rauma) stehen. (Im Englischen ergeben die Anfangsbuchstaben das Akronym GEMPIT.)

Geeignete Aussage der Patient:innen hier eintragen:

....

....

Positive Kognition
»Wenn die Verarbeitung erfolgreich erfolgte, was möchten Sie gern über sich denken an Stelle von [*negative Kognition*]?«

EMDR-Ablaufschema und Flashforward-Prozedur bei Trennungsängsten bei Erwachsenen

Geeignete Aussage der Patient:innen hier eintragen:

...

...

> **Wichtig**
>
> Wichtig ist, dass die Sätze aus der gleichen thematischen Domäne sind (Sicherheit, Verantwortung, Selbstwert oder Wahlmöglichkeiten).

Validität der Kognition
»Wenn Sie jetzt an [*nennen Sie das belastende Ereignis*] denken, wie sehr stimmt [*nennen Sie die positive Kognition*] von 1 = ganz falsch bis 7 = ganz richtig?«

Schreiben Sie den genannten VoC-Wert auf.

VoC = ...

Emotionen
»Wenn Sie jetzt an [*nennen Sie das belastende Ereignis*] denken, zusammen mit dem Satz [*nennen Sie die negative Kognition*], welche Gefühle kommen jetzt auf?«

Notieren Sie die beschriebenen Gefühle:

...

...

Subjektive Einheiten der Belastung
»Wenn Sie jetzt an [*nennen Sie das belastende Ereignis*] denken, zusammen mit dem Satz [*nennen Sie die negative Kognition*], wie belastend fühlt es sich jetzt an von 0 = neutral bis 10 = maximal vorstellbare Belastung?«

Notieren Sie den genannten SUD-Wert.

SUD-Wert: ...

Ort im Körper, wo die Belastung spürbar ist
»Wo im Körper spüren Sie jetzt die Belastung?«

Notieren Sie die genannten Körperstellen:

...

...

EMDR-Ablaufschema und Flashforward-Prozedur bei Trennungsängsten bei Erwachsenen

Phase 4: Phase des Reprozessierens / Verarbeitens

»Bitte denken Sie jetzt an [*nennen Sie das belastende Ereignis*] zusammen mit dem Satz [*nennen Sie die negative Kognition*] und achten Sie auf die Belastung in / im [*nennen Sie die relevanten Körperregionen*] und achten Sie auf das Licht des Lichtbalkens.«

Machen Sie nun die visuellen Stimulationen [*20- bis 30-mal die Augen hin- und herbewegen = 1 Set*] und fragen Sie die Patient:innen nach einem durchgeführten Set»Bitte ausblenden, was auf dem inneren Schirm ist und durchatmen.Was ist jetzt da?«

Es geht weiter mit den Worten: »Bleiben Sie dabei.« Und stimulieren Sie weiter.

Gehen Sie nach zwei neutralen oder positiven Rückmeldungen zurück zur ursprünglichen Erinnerung mit den Worten: »Wenn Sie jetzt an das ursprüngliche Ereignis zurückdenken, was ist dann da?«

Notieren Sie das, was beschrieben wird:

....

....

Sollte eindeutig erkennbar sein, dass das zurückgemeldete Material belastend ist, machen Sie weiter mit den Worten »Bleiben Sie dabei« und stimulieren Sie weiter. Sollte nicht ganz klar sein, ob die geschilderter Rückmeldung belastend, neutral oder angenehm ist, fragen Sie nach:

»Wie belastend fühlt es sich jetzt an von 0 = neutral bis 10 = maximal vorstellbare Belastung?«

Notieren Sie den genannten SUD-Wert: ....

Es geht weiter mit den Worten: »Bleiben Sie dabei.« Und stimulieren Sie weiter. Sobald die Belastung bei SUD = 0 ist, gehen Sie über in die Phase 5.

Phase 5: Installations-Phase

»Stimmt der positive Satz [*nennen Sie die positive Kognition*] immer noch?«

Falls nicht, notieren Sie den neuen Satz. Ansonsten den alten Satz verwenden:

....

....

»Wenn Sie jetzt an die Reste der Erinnerung denken zusammen mit dem Satz [*nennen Sie den positiven Satz*], wie sehr stimmt der Satz von 1 = ganz falsch bis 7 = ganz richtig? – Wo spüren Sie das im Körper?«

EMDR-Ablaufschema und Flashforward-Prozedur bei Trennungsängsten bei Erwachsenen

Notieren Sie den VoC-Wert und die Körperregion:

VoC-Wert: ....

Körperregion: ....

Führen Sie mindestens zwei Sets an Stimulationen zum Verankern der positiven Kognition durch, fragen Sie nach einem Set: »Wie ist es jetzt?« Stimulieren Sie optimalerweise bis zu einem VoC-Wert von 7.

Phase 6: Körpertest

»Bitte denken Sie jetzt an die Reste der Erinnerung, zusammen mit dem Satz [*nennen Sie die positive Kognition*], gehen Sie bitte durch Ihren ganzen Körper und sagen Sie mir, wo Sie etwas spüren, angenehme oder unangenehme Empfindungen.«

- Unangenehme Körperempfindungen können durch ein Set schneller Stimulationen verarbeitet werden.
- Angenehme Körperempfindungen können durch ein Set langsamer Stimulationen verankert werden.

Phase 7: Nachbesprechung der EMDR-Sitzung

»Wie war unsere heutige Sitzung für Sie?«

Melden Sie zurück, was Ihnen im Verarbeitungsprozess aufgefallen ist. Bitten Sie Ihre Patient:innen, etwaig auftauchendes Material nach der Sitzung aufzuschreiben und zur nächsten Sitzung mitzubringen. Vereinbaren Sie mit Ihren Patient:innen, wie Sie erreichbar sind, falls bis zur nächsten Sitzung sehr belastendes Material nachprozessiert würde.

Phase 8: Evaluation

Fragen Sie zu Beginn der nächsten Sitzung, wie hoch die Belastung des zuletzt bearbeiteten Targets ist (von 0 = neutral bis 10 = maximal der vorstellbaren Belastung). Fragen Sie, ob belastendes Material nachprozessiert wurde. Wenn ja, bzw. wenn es eine Restbelastung gibt, hiermit die EMDR-Stimulation fortsetzen (s. Phase 3).

Wenn Sie die vergangenen Belastungen und Trigger erfolgreich bearbeitet haben und die Belastung auf der SUD-Skala (SUD für »Subjective Units of Disturbance«) auf 0 gesunken ist, können Sie in weiteren Sitzungen die Flashforwards bearbeiten, sofern diese noch belastend sind.

EMDR-Ablaufschema und Flashforward-Prozedur bei Trennungsängsten bei Erwachsenen

Flashforward-Prozedur

Die Flashforward-Prozedur besteht aus zwei Schritten. Der erste Schritt entspricht einer neuen Phase 3, und zwar mit dem Flashforward. Der zweite Schritt umfasst einen Videoscan nach der Phase 6.

Schritt 1 der Flashforward-Prozedur

(1) Katastrophales Ereignis identifizieren: »Was könnte schiefgehen, wenn Sie [...] machen? Wenn sie z. B. einen furchtbaren Alptraum darüber hätten ...«
(2) Dem Ereignis bis zum ultimativen Abschluss folgen. Fragen Sie: »Was wäre das Schlimmste daran?«
(3) So lange fragen, bis es keine neue Antwort gibt oder nichts Schlimmeres vorgestellt werden kann. Fragen Sie weiter: »Was wäre daran so schlimm für Sie? Was wäre das Schlimmste daran?«
Ein detailliertes Bild des Flashforwards machen (detailliertes Standbild, enthält katastrophale Elemente für die Zukunft, kontextspezifisch und bezugnehmend auf die Symptome des/der Patient:in; es ist intrusiv und verstörend). Fragen Sie: »Wie genau würde das aussehen?«
(4) Negative Kognition und positive Kognition notieren. Meist handelt es sich dabei um »ich bin hilflos« vs. »ich kann etwas tun / habe Kontrolle«.

Flashforward

....

....

Negative Kognition

....

Positive Kognition

....

> **Wichtig**
>
> Wichtig ist, dass die Sätze aus der gleichen thematischen Domäne sind (Sicherheit, Verantwortung, Selbstwert oder Wahlmöglichkeiten).

Validität der Kognition (VoC-Wert)
»Wenn Sie jetzt an [*nennen Sie den Flashforward*] denken, wie sehr stimmt [*nennen Sie die positive Kognition*] von 1 = ganz falsch bis 7 = ganz richtig?«

VoC-Wert: ....

Emotionen
»Wenn Sie jetzt an [*nennen Sie den Flashforward*] denken, zusammen mit dem Satz [*nennen Sie die negative Kognition*], welche Gefühle kommen jetzt auf?«

EMDR-Ablaufschema und Flashforward-Prozedur bei Trennungsängsten bei Erwachsenen

Notieren Sie die genannten Gefühle:

....

....

....

....

Subjektive Einheiten der Belastung mithilfe des SUD-Wertes
»Wenn Sie jetzt an [*nennen Sie den Flashforward*] denken, zusammen mit dem Satz [*nennen Sie die negative Kognition*], wie belastend fühlt es sich jetzt an von 0 = neutral bis 10 = maximal vorstellbare Belastung?«

SUD-Wert: ....

Ort im Körper, wo die Belastung spürbar ist
»Wo im Körper spüren Sie jetzt die Belastung?«

....

....

Phase 4: Phase des Reprozessierens / Verarbeitens

»Bitte denken Sie jetzt an [*nennen Sie den Flashforward*] zusammen mit dem Satz [*nennen Sie die negative Kognition*] und achten Sie auf die Belastung in / im [*nennen Sie die relevanten Körperregionen*] und achten Sie auf das Licht des Lichtbalkens.«

Machen Sie visuelle Stimulationen [*20- bis 30-mal die Augen hin- und herbewegen = 1 Set*], und fragen Sie die Patient:innen nach einem Set: »Bitte ausblenden, was auf dem inneren Schirm ist und durchatmen. Was ist jetzt da?«

Es geht weiter mit den Worten: »Bleiben Sie dabei« und stimulieren Sie weiter. Gehen Sie nach zwei neutralen oder positiven Rückmeldungen zurück zur ursprünglichen Erinnerung mit den Worten: »Wenn Sie jetzt an den Flashforward zurückdenken, was ist dann da?«

Notieren Sie sich das Genannte:

....

....

....

....

EMDR-Ablaufschema und Flashforward-Prozedur bei Trennungsängsten bei Erwachsenen

»Wie belastend fühlt es sich jetzt an von 0 = neutral bis 10 = maximal vorstellbare Belastung?«

SUD-Wert: ....

Es geht weiter mit den Worten: »Bleiben Sie dabei« und stimulieren Sie weiter. Sobald die Belastung bei SUD =0 ist, gehen Sie über in die Phase 5.

Phase 5: Installations-Phase

»Stimmt der positive Satz [*nennen Sie die positive Kognition*] immer noch?«

Falls nicht, notieren Sie den neuen Satz. Ansonsten den alten Satz verwenden.

....

....

»Wenn Sie jetzt an die Reste der Situation denken, die den Flashforward ausgelöst hat, zusammen mit dem Satz [*nennen Sie den positiven Satz*], wie sehr stimmt der Satz von 1 = ganz falsch bis 7 = ganz richtig? Wo spüren Sie das im Körper?«

Notieren Sie den VoC-Wert und die genannte Körperregion:

....

....

Führen Sie mindestens zwei Sets an Stimulationen zum Verankern der positiven Kognition durch, fragen Sie nach einem Set: »Wie ist es jetzt?« Stimulieren Sie optimalerweise bis zu einem VoC von 7.

Phase 6: Körpertest

»Bitte denken Sie jetzt an die Reste der Situation, die den Flashforward ausgelöst hat, zusammen mit dem Satz [*nennen Sie die positive Kognition*], gehen Sie bitte durch Ihren ganzen Körper und sagen Sie mir, wo Sie etwas spüren, angenehme oder unangenehme Empfindungen.«

- ▶ Unangenehme Körperempfindungen können durch ein Set schneller Stimulationen verarbeitet werden.
- ▶ Angenehme Körperempfindungen können durch ein Set langsamer Stimulationen verankert werden.

EMDR-Ablaufschema und Flashforward-Prozedur bei Trennungsängsten bei Erwachsenen

Schritt 2 der Flashforward-Prozedur

Durchführung des Video-Scans

»Jetzt möchte ich Sie bitten, sich vorzustellen, wie Sie in der Zukunft konfrontiert sind mit dem Objekt oder der Situation [*weit weg vom Heimatort am Studienort sein etc.*]. Schließen Sie bitte Ihre Augen und spielen innerlich einen Film ab, wie das passiert, vom Anfang bis zum Ende. Stellen Sie sich sich selbst vor, wie Sie dabei mögliche Herausforderungen bewältigen, denen Sie dabei begegnen. Nehmen Sie wahr, was Sie sehen, denken, fühlen und was ihr Körper erlebt. Während Sie diesen Film abspielen, lassen Sie mich bitte wissen, ob Sie auf Blockaden treffen. Wenn das der Fall ist, bitte die Augen öffnen und mir Bescheid geben. Wenn das nicht der Fall ist, bitte die Augen geschlossen lassen und mich wissen lassen, wenn Sie alles durchgespielt haben.«

Bei Blockierung folgt eine Stimulation der Blockade

Dafür wird der / die Patient:in gebeten zu sagen: »Ich kann damit umgehen.« Er / Sie spielt den Film innerlich nochmal ab, die positive Kognition wird stimuliert. Der / Die Patient:in sagt sich dann: »Ich kann damit umgehen.«.

Leiten Sie dies folgendermaßen an: »Spielen Sie den Film bitte nochmal von Anfang bis Ende ab und sagen Sie zu sich selbst: ›Ich kann damit umgehen‹, fahren Sie fort.«

Phase 7: Besprechung der EMDR-Sitzung

Fragen Sie: »Wie war unsere heutige Sitzung für Sie?« Melden Sie zurück, was Ihnen im Verarbeitungsprozess aufgefallen ist. Bitte Sie Ihre Patient:innen, etwaiges Material (Gedanken, Gefühle, ect.), das nach der Sitzung auftaucht, aufzuschreiben und zur nächsten Sitzung mitzubringen. Vereinbaren Sie mit Ihren Patient:innen, wie Sie erreichbar sind, falls bis zur nächsten Sitzung sehr belastendes Material nachprozessiert wurde.

Phase 8: Evaluation

Fragen Sie zu Beginn der nächsten Sitzung, wie hoch die Belastung des zuletzt bearbeiteten Targets ist von 0 = »neutral« bis 10 = »maximal vorstellbare Belastung«. Fragen Sie, ob belastendes Material nachprozessiert wurde. Wenn ja, bzw. wenn es eine Restbelastung gibt, hiermit die EMDR-Stimulation fortsetzen (s. Phase 3).

EMDR-Ablaufschema und Flashforward-Prozedur bei gehörlosen Patient:innen mit Gebärdensprachdolmetscher:innen

Laut Deutschem Gehörlosen-Bund e. V. (DGB) gibt es in Deutschland bis zu 100.000 Hörgeschädigte. Die Ohrenheilkunde (lat. Otologie) spricht von Taubheit, die ein- oder beidseitig sein kann, und im ICD-10 ist Gehörlosigkeit als H90 »Hörverlust durch Schallleitungs- oder Schallempfindungsstörung, inklusive Schwerhörigkeit oder Taubheit, angeboren« klassifiziert. Es existieren außerdem die Codes H91.9 »Sonstiger Hörverlust, Schwerhörigkeit oder Taubheit ohne nähere Angaben« sowie H91.3 »Taubstummheit, andernorts nicht klassifiziert«. Die Begrifflichkeit »taubstumm« gilt als diskriminierend und ist daher nicht zu verwenden.

Gebärdensprachdolmetscher:innen sind eine äußerst knappe Ressource. Zugang zu Gebärdensprachdolmetscher:innen haben Gehörlose mittels Kurznachrichtengruppen, in die man als Gehörlose:r eine Terminanfrage einstellt. Es gibt jedoch zu wenig Gebärdensprachdolmetscher:innen, sodass es Glückssache ist, dass jemand Zeit findet und zusagt. Mit dem BGG (Behindertengleichstellungsgesetz) haben gehörlose Menschen jedoch einen Anspruch auf Gebärdensprachdolmetscher:innen bei Behörden und am Arbeitsplatz, dies ist aber teilweise nicht bekannt und nicht konsequent verwirklicht, auch aufgrund des Mangels an Gebärdensprachdolmetscher:innen.

Fallbeispiel

Roland war beim Überqueren einer Straße als Fußgänger von einem Auto angefahren worden und verlor das Bewusstsein. Er wachte im Krankenhaus auf, wusste nicht, wo er war, und erlebte erst dann Erleichterung, als sein Partner ins Krankenhaus kam und ihm in Gebärdensprache erklärte, wo er war und was passiert war. Er war in ambulanter Psychotherapie bei einer Psychotherapeutin, die die Gebärdensprache beherrschte. Sie empfahl ihm eine Traumatherapie mit EMDR, weshalb er zu einer Psychotherapeutin wechselte, die die Gebärdensprache nicht beherrschte. Daher fand eine ambulante EMDR-Psychotherapie statt, bei der zwei Gebärdensprachdolmetscherinnen abwechselnd übersetzten.

Sie können die ermittelten Targets (oder auch »Bearbeitungsziele«) im Arbeitsblatt AB 1 »Das AIP-Modell – der dreigliedrige EMDR-Ansatz« mit dem dreigliedrigen Ansatz des AIP-Modells einsortieren und notieren. Im nachfolgenden finden Sie in diesem Modell die ermittelten Targets des Fallbeispiels und generelle Beispiele für dieses Störungsbild.

Wichtig

Die Traumabearbeitung sollte erst bei ausreichender Stabilität erfolgen. Indikatoren dafür können das Funktionieren von sogenannten Sicherungstechniken wie Tresor und Sicherer Ort bzw. Wohlfühlort (nach Reddemann, 2022) sein und der Ressourcenaufbau. Im Fallbeispiel hat auch die Gebärdensprachdolmetscherin die Sicherungstechniken Tresor und Sicherer Ort eingeübt.

EMDR-Ablaufschema und Flashforward-Prozedur bei gehörlosen Patient:innen mit Gebärdensprachdolmetscher:innen

Dreizackiger Bearbeitungsansatz von EMDR

Diagnostik
Sammlung EMDR-Targets

transgenerational

Für den Fall, dass Modelllernen eine Rolle spielt: Was erinnert der/die Patient:in von einer Situation, in der z. B. ein Familienmitglied traumatisiert wurde?

Vergangenheit

Erlebte Belastungen, die noch nicht verarbeitet wurden, im Fallbeispiel:

- Vom Autor angefahren worden

Gegenwart

Situationen, die die Sorgen antriggern, im Fallbeispiel:

- Kreuzung, wo der Unfall passierte
- Dunkelheit (wie zum Zeitpunkt des Unfalls)
- Die Stadt, in der der Unfall passierte

Zukunft / Flashforwards

Welche Horrorvorstellungen gibt es, was passieren könnte? Im Fallbeispiel:

- Wieder einen Unfall haben

EMDR-Ablaufschema und Flashforward-Prozedur bei gehörlosen Patient:innen mit Gebärdensprachdolmetscher:innen

Ablaufschema

Nach der Diagnostik (Phase 1) und Stabilisierung (Phase 2) folgt das störungsspezifische Ablaufschema (ab Phase 3). Planen Sie mehr Zeit für die EMDR-Stimulation ein, weil alles, was Sie sagen, von einer/einem Gebärdensprachdolmetscher:in übersetzt wird, ebenso wie die Rückmeldungen ihrer/ihres gehörlosen Patient:in.

Phase 3: Auswahlphase

Vergangene Belastung, Auswahl eines Targets

> **Tipp**
>
> Empfohlen wird die Auswahl eines Targets nach der chronologischen Reihenfolge AB 1 »Das AIP-Modell – der dreigliedrige EMDR-Ansatz«.

Sagen Sie folgende einleitende Informationen zu den Patient:innen, die dann vom/von der Gebärdendolmetscher:in übersetzt werden, ebenso wie die Antworten des/der Patient:in:

»Wir werden heute die ausgewählte Erinnerung bearbeiten. Dabei werde ich Sie zwischendurch fragen, was jetzt gerade bei Ihnen da ist. Beobachten Sie einfach, was während der Stimulation auf Ihrem inneren Schirm erscheint. Das können Bilder, Gefühle, Gedanken oder Körperempfindungen sein, und manchmal ist auch nichts da. Wenn etwas wider Erwarten unerträglich sein sollte, können Sie die Stimulation stoppen, indem Sie die Hand heben. Bitte machen Sie das jetzt mal! – Möchten Sie eine Distanzierungsmetapher nutzen? Sie können sich das, was Ihnen auf den inneren Schirm kommt, z. B. auch wie auf einem Tablet vorstellen, wenn Sie möchten.«

Negative Kognition

»Wenn Sie jetzt an [*nennen Sie das Ereignis*] denken, welcher negative Satz in Ich-Form fällt Ihnen dazu ein?«

> **Tipp**
>
> Der Satz sollte den GEMPIT-Regeln (Logie, 2015) entsprechen, d. h. er sollte verallgemeinerbar sein (engl. **g**eneralizable), emotional (engl. **e**motional), in Ich-Form sein (engl. **m**e), in der Gegenwartsform formuliert sein (engl. **p**resent), irrational sein (engl. **i**rrational) und in Verbindung mit dem Trauma (engl. **t**rauma) stehen. (Im Englischen ergeben die Anfangsbuchstaben das Akronym GEMPIT.)

Geeignete Aussage der Patient:innen hier eintragen:

....

....

Positive Kognition

»Wenn die Verarbeitung erfolgreich erfolgte, was möchten Sie gern über sich denken an Stelle von [*negative Kognition*]?«

EMDR-Ablaufschema und Flashforward-Prozedur bei gehörlosen Patient:innen mit Gebärdensprachdolmetscher:innen

Geeignete Aussage der Patient:innen hier eintragen:

....

....

> **Wichtig**
>
> Wichtig ist, dass die Sätze aus der gleichen thematischen Domäne sind (Sicherheit, Verantwortung, Selbstwert oder Wahlmöglichkeiten).

Validität der Kognition
»Wenn Sie jetzt an [*nennen Sie das belastende Ereignis*] denken, wie sehr stimmt [*nennen Sie die positive Kognition*] von 1 = ganz falsch bis 7 = ganz richtig?«

Schreiben Sie den genannten VoC-Wert auf.

VoC = ...

Emotionen
»Wenn Sie jetzt an [*nennen Sie das belastende Ereignis*] denken, zusammen mit dem Satz [*nennen Sie die negative Kognition*], welche Gefühle kommen jetzt auf?«

Notieren Sie die beschriebenen Gefühle:

....

....

Subjektive Einheiten der Belastung
»Wenn Sie jetzt an [*nennen Sie das belastende Ereignis*] denken, zusammen mit dem Satz [*nennen Sie die negative Kognition*], wie belastend fühlt es sich jetzt an von 0 = neutral bis 10 = maximal vorstellbare Belastung?«

Notieren Sie den genannten SUD-Wert.

SUD-Wert: ....

Ort im Körper, wo die Belastung spürbar ist
»Wo im Körper spüren Sie jetzt die Belastung?«

Notieren Sie die genannten Körperstellen:

....

....

EMDR-Ablaufschema und Flashforward-Prozedur bei gehörlosen Patient:innen mit Gebärdensprachdolmetscher:innen

Phase 4: Phase des Reprozessierens / Verarbeitens

»Bitte denken Sie jetzt an [*nennen Sie das belastende Ereignis*] zusammen mit dem Satz [*nennen Sie die negative Kognition*] und achten Sie auf die Belastung in / im [*nennen Sie die relevanten Körperregionen*] und achten Sie auf das Licht des Lichtbalkens.«

Machen Sie nun die visuellen Stimulationen [*20- bis 30-mal die Augen hin- und herbewegen = 1 Set*] und fragen Sie die Patient:innen nach einem durchgeführten Set: »Bitte ausblenden, was auf dem inneren Schirm ist und durchatmen.Was ist jetzt da?«

Es geht weiter mit den Worten: »Bleiben Sie dabei.« Und stimulieren Sie weiter.

Gehen Sie nach zwei neutralen oder positiven Rückmeldungen zurück zur ursprünglichen Erinnerung mit den Worten: »Wenn Sie jetzt an das ursprüngliche Ereignis zurückdenken, was ist dann da?«

Notieren Sie das, was beschrieben wird:

....

....

Sollte eindeutig erkennbar sein, dass das zurückgemeldete Material belastend ist, machen Sie weiter mit den Worten »Bleiben Sie dabei« und stimulieren Sie weiter. Sollte nicht ganz klar sein, ob die geschilderter Rückmeldung belastend, neutral oder angenehm ist, fragen Sie nach:

»Wie belastend fühlt es sich jetzt an von 0 = neutral bis 10 = maximal vorstellbare Belastung?«

Notieren Sie den genannten SUD-Wert: ....

Es geht weiter mit den Worten: »Bleiben Sie dabei.« Und stimulieren Sie weiter. Sobald die Belastung bei SUD = 0 ist, gehen Sie über in die Phase 5.

Phase 5: Installations-Phase

»Stimmt der positive Satz [*nennen Sie die positive Kognition*] immer noch?«

Falls nicht, notieren Sie den neuen Satz. Ansonsten den alten Satz verwenden:

....

....

»Wenn Sie jetzt an die Reste der Erinnerung denken zusammen mit dem Satz [*nennen Sie den positiven Satz*], wie sehr stimmt der Satz von 1 = ganz falsch bis 7 = ganz richtig? – Wo spüren Sie das im Körper?«

EMDR-Ablaufschema und Flashforward-Prozedur bei gehörlosen Patient:innen mit Gebärdensprachdolmetscher:innen

Notieren Sie den VoC-Wert und die Körperregion:

VoC-Wert: ....

Körperregion: ....

Führen Sie mindestens zwei Sets an Stimulationen zum Verankern der positiven Kognition durch, fragen Sie nach einem Set: »Wie ist es jetzt?« Stimulieren Sie optimalerweise bis zu einem VoC-Wert von 7.

Phase 6: Körpertest

»Bitte denken Sie jetzt an die Reste der Erinnerung, zusammen mit dem Satz [*nennen Sie die positive Kognition*], gehen Sie bitte durch Ihren ganzen Körper und sagen Sie mir, wo Sie etwas spüren, angenehme oder unangenehme Empfindungen.«

- Unangenehme Körperempfindungen können durch ein Set schneller Stimulationen verarbeitet werden.
- Angenehme Körperempfindungen können durch ein Set langsamer Stimulationen verankert werden.

Phase 7: Nachbesprechung der EMDR-Sitzung

»Wie war unsere heutige Sitzung für Sie?«

Melden Sie zurück, was Ihnen im Verarbeitungsprozess aufgefallen ist. Bitten Sie Ihre Patient:innen, etwaig auftauchendes Material nach der Sitzung aufzuschreiben und zur nächsten Sitzung mitzubringen. Vereinbaren Sie mit Ihren Patient:innen, wie Sie erreichbar sind, falls bis zur nächsten Sitzung sehr belastendes Material nachprozessiert wird.

Phase 8: Evaluation

Fragen Sie zu Beginn der nächsten Sitzung, wie hoch die Belastung des zuletzt bearbeiteten Targets ist (von 0 = neutral bis 10 = maximal der vorstellbaren Belastung). Fragen Sie, ob belastendes Material nachprozessiert wurde. Wenn ja, bzw. wenn es eine Restbelastung gibt, hiermit die EMDR-Stimulation fortsetzen (s. Phase 3).

Wenn Sie die vergangenen Belastungen und Trigger erfolgreich bearbeitet haben und die Belastung auf der SUD-Skala (SUD für »Subjective Units of Disturbance«) auf 0 gesunken ist, können Sie in weiteren Sitzungen die Flashforwards bearbeiten, sofern diese noch belastend sind.

EMDR-Ablaufschema und Flashforward-Prozedur bei gehörlosen Patient:innen mit Gebärdensprachdolmetscher:innen

Flashforward-Prozedur

Die Flashforward-Prozedur besteht aus zwei Schritten. Der erste Schritt entspricht einer neuen Phase 3, und zwar mit dem Flashforward. Der zweite Schritt umfasst einen Videoscan nach der Phase 6.

Schritt 1 der Flashforward-Prozedur

(1) Katastrophales Ereignis identifizieren: »Was könnte schiefgehen, wenn Sie [...] machen? Wenn sie z. B. einen furchtbaren Alptraum darüber hätten ...«

(2) Dem Ereignis bis zum ultimativen Abschluss folgen. Fragen Sie: »Was wäre das Schlimmste daran?«

(3) So lange fragen, bis es keine neue Antwort gibt oder nichts Schlimmeres vorgestellt werden kann. Fragen Sie weiter: »Was wäre daran so schlimm für Sie? Was wäre das Schlimmste daran?«
Ein detailliertes Bild des Flashforwards machen (detailliertes Standbild, enthält katastrophale Elemente für die Zukunft, kontextspezifisch und bezugnehmend auf die Symptome des / der Patient:in; es ist intrusiv und verstörend). Fragen Sie: »Wie genau würde das aussehen?«

(4) Negative Kognition und positive Kognition notieren. Meist handelt es sich dabei um »ich bin hilflos« vs. »ich kann etwas tun / habe Kontrolle«.

Flashforward

....

....

Negative Kognition

....

Positive Kognition

....

> **Wichtig**
>
> Wichtig ist, dass die Sätze aus der gleichen thematischen Domäne sind (Sicherheit, Verantwortung, Selbstwert oder Wahlmöglichkeiten).

Validität der Kognition (VoC-Wert)
»Wenn Sie jetzt an [*nennen Sie den Flashforward*] denken, wie sehr stimmt [*nennen Sie die positive Kognition*] von 1 = ganz falsch bis 7 = ganz richtig?«

VoC-Wert: ....

Emotionen
»Wenn Sie jetzt an [*nennen Sie den Flashforward*] denken, zusammen mit dem Satz [*nennen Sie die negative Kognition*], welche Gefühle kommen jetzt auf?«

EMDR-Ablaufschema und Flashforward-Prozedur bei gehörlosen Patient:innen mit Gebärdensprachdolmetscher:innen

Notieren Sie die genannten Gefühle:

....

....

....

....

Subjektive Einheiten der Belastung mithilfe des SUD-Wertes
»Wenn Sie jetzt an [*nennen Sie den Flashforward*] denken, zusammen mit dem Satz [*nennen Sie die negative Kognition*], wie belastend fühlt es sich jetzt an von 0 = neutral bis 10 = maximal vorstellbare Belastung?«

SUD-Wert: ....

Ort im Körper, wo die Belastung spürbar ist
»Wo im Körper spüren Sie jetzt die Belastung?«

....

....

Phase 4: Phase des Reprozessierens / Verarbeitens

»Bitte denken Sie jetzt an [*nennen Sie den Flashforward*] zusammen mit dem Satz [*nennen Sie die negative Kognition*] und achten Sie auf die Belastung in / im [*nennen Sie die relevanten Körperregionen*] und achten Sie auf das Licht des Lichtbalkens.«

Machen Sie visuelle Stimulationen [*20- bis 30-mal die Augen hin- und herbewegen = 1 Set*], und fragen Sie die Patient:innen nach einem Set: »Bitte ausblenden, was auf dem inneren Schirm ist und durchatmen. Was ist jetzt da?«

Es geht weiter mit den Worten: »Bleiben Sie dabei« und stimulieren Sie weiter. Gehen Sie nach zwei neutralen oder positiven Rückmeldungen zurück zur ursprünglichen Erinnerung mit den Worten: »Wenn Sie jetzt an den Flashforward zurückdenken, was ist dann da?«

Notieren Sie sich das Genannte:

....

....

....

....

EMDR-Ablaufschema und Flashforward-Prozedur bei gehörlosen Patient:innen mit Gebärdensprachdolmetscher:innen

»Wie belastend fühlt es sich jetzt an von 0 = neutral bis 10 = maximal vorstellbare Belastung?«

SUD-Wert: ....

Es geht weiter mit den Worten: »Bleiben Sie dabei« und stimulieren Sie weiter. Sobald die Belastung bei SUD =0 ist, gehen Sie über in die Phase 5.

Phase 5: Installations-Phase

»Stimmt der positive Satz [*nennen Sie die positive Kognition*] immer noch?«

Falls nicht, notieren Sie den neuen Satz. Ansonsten den alten Satz verwenden.

....

....

»Wenn Sie jetzt an die Reste der Situation denken, die den Flashforward ausgelöst hat, zusammen mit dem Satz [*nennen Sie den positiven Satz*], wie sehr stimmt der Satz von 1 = ganz falsch bis 7 = ganz richtig? Wo spüren Sie das im Körper?«

Notieren Sie den VoC-Wert und die genannte Körperregion:

....

....

Führen Sie mindestens zwei Sets an Stimulationen zum Verankern der positiven Kognition durch, fragen Sie nach einem Set: »Wie ist es jetzt?« Stimulieren Sie optimalerweise bis zu einem VoC von 7.

Phase 6: Körpertest

»Bitte denken Sie jetzt an die Reste der Situation, die den Flashforward ausgelöst hat, zusammen mit dem Satz [*nennen Sie die positive Kognition*], gehen Sie bitte durch Ihren ganzen Körper und sagen Sie mir, wo Sie etwas spüren, angenehme oder unangenehme Empfindungen.«

- Unangenehme Körperempfindungen können durch ein Set schneller Stimulationen verarbeitet werden.
- Angenehme Körperempfindungen können durch ein Set langsamer Stimulationen verankert werden.

EMDR-Ablaufschema und Flashforward-Prozedur bei gehörlosen Patient:innen mit Gebärdensprachdolmetscher:innen

Schritt 2 der Flashforward-Prozedur

Durchführung des Video-Scans

»Jetzt möchte ich Sie bitten, sich vorzustellen, wie Sie in der Zukunft konfrontiert sind mit dem Objekt oder der Situation [*Auslöser im Zusammehang mit traumatischen Situationen etc.*]. Schließen Sie bitte Ihre Augen und spielen innerlich einen Film ab, wie das passiert, vom Anfang bis zum Ende. Stellen Sie sich sich selbst vor, wie Sie dabei mögliche Herausforderungen bewältigen, denen Sie dabei begegnen. Nehmen Sie wahr, was Sie sehen, denken, fühlen und was ihr Körper erlebt. Während Sie diesen Film abspielen, lassen Sie mich bitte wissen, ob Sie auf Blockaden treffen. Wenn das der Fall ist, bitte die Augen öffnen und mir Bescheid geben. Wenn das nicht der Fall ist, bitte die Augen geschlossen lassen und mich wissen lassen, wenn Sie alles durchgespielt haben.«

Bei Blockierung folgt eine Stimulation der Blockade

Dafür wird der / die Patient:in gebeten zu sagen: »Ich kann damit umgehen.« Er / Sie spielt den Film innerlich nochmal ab, die positive Kognition wird stimuliert. Der / Die Patient:in sagt sich dann: »Ich kann damit umgehen.«.

Leiten Sie dies folgendermaßen an: »Spielen Sie den Film bitte nochmal von Anfang bis Ende ab und sagen Sie zu sich selbst: ›Ich kann damit umgehen‹, fahren Sie fort.«

Phase 7: Besprechung der EMDR-Sitzung

Fragen Sie: »Wie war unsere heutige Sitzung für Sie?« Melden Sie zurück, was Ihnen im Verarbeitungsprozess aufgefallen ist. Bitte Sie Ihre Patient:innen, etwaiges Material (Gedanken, Gefühle, ect.), das nach der Sitzung auftaucht, aufzuschreiben und zur nächsten Sitzung mitzubringen. Vereinbaren Sie mit Ihren Patient:innen, wie Sie erreichbar sind, falls bis zur nächsten Sitzung sehr belastendes Material nachprozessiert wurde.

Phase 8: Evaluation

Fragen Sie zu Beginn der nächsten Sitzung, wie hoch die Belastung des zuletzt bearbeiteten Targets ist von 0 = »neutral« bis 10 = »maximal vorstellbare Belastung«. Fragen Sie, ob belastendes Material nachprozessiert wurde. Wenn ja, bzw. wenn es eine Restbelastung gibt, hiermit die EMDR-Stimulation fortsetzen (s. Phase 3).

EMDR-Ablaufschema und Flashforward-Prozedur bei Sozialer Phobie

Soziale Phobie ist eine psychische Störung, bei der die Betroffenen zu einem Großteil unter einem negativ verzerrten Selbstbild leiden, das in einer demütigenden Situation entstanden ist. Weil die demütigende Situation Scham auslöste, besteht eine Angst vor sozialen und / oder Leistungssituationen, nämlich die Angst, wieder in eine beschämende Situation zu kommen. Dass es sich bei dem meist anzutreffenden negativen Selbstbild um eine Verzerrung handelt, die nicht unbedingt dem realen Selbstbild entspricht, ist den Betroffenen dabei häufig nicht klar.

Beim AIP-Modell der Fallkonzeption müssen hierbei störungsspezifisch sowohl vergangene belastende Ereignisse erfasst werden als auch die negativ verzerrten Selbstbilder, denn diese sind aufrechterhaltend für die Störung.

Soziale Phobie entsteht meist in der Pubertät und häufig bei Leistungssituationen in der Schule. Häufig finden sich belastende Situationen an der Tafel im Klassenraum, in denen gewünschte Leistung vor der Klasse nicht erbracht wurde.

Fallbeispiel

Anna war in der Mittelstufe einmal nicht gut vorbereitet auf eine Präsentation. Während sie die Präsentation hielt, wurde ihr Mund trocken und sie bekam Atemprobleme. Vor der Klasse einen unsouveränen Eindruck zu machen, hatte auf Anna eine beschämende Wirkung. Fortan hatte sie Angst vor Präsentationen, was sie im Studium stark belastete.

Sie können die ermittelten Targets (oder auch »Bearbeitungsziele«) im Arbeitsblatt AB 1 »Das AIP-Modell – der dreigliedrige EMDR-Ansatz« mit dem dreigliedrigen Ansatz des AIP-Modells einsortieren und notieren. Im nachfolgenden finden Sie in diesem Modell die ermittelten Targets des Fallbeispiels und generelle Beispiele für dieses Störungsbild.

EMDR-Ablaufschema und Flashforward-Prozedur bei Sozialer Phobie

Dreizackiger Bearbeitungsansatz von EMDR

Diagnostik
Sammlung EMDR-Targets

transgenerational

Für den Fall, dass Modelllernen eine Rolle spielt: Was erinnert der / die Patient:in von einer Situation, in der z. B. bei einem Familienmitglied Soziale Phobie beobachtet bzw. berichtet wurde?

Vergangenheit

Erlebte Belastungen, die noch nicht verarbeitet wurden:

- Demütigende Ereignisse, z. B. in der Schule
- Negativ verzerrtes Selbstbild, das sich in demütigenden Situationen gebildet hat

Gegenwart

Situationen, die die soziale Phobie antriggern, beispielsweise Präsentationen, Flirtsituationen

Zukunft / Flashforwards

Welche Horrorvorstellungen gibt es, was passieren könnte?

Im Fallbeispiel: Bei einer Präsentation zittern, stottern, erröten.

EMDR-Ablaufschema und Flashforward-Prozedur bei Sozialer Phobie

Ablaufschema

Nach der Diagnostik (Phase 1) und Stabilisierung (Phase 2) folgt das störungsspezifische Ablaufschema (ab Phase 3).

Phase 3: Auswahlphase

Vergangene Belastung, Auswahl eines Targets

> **Tipp**
>
> Empfohlen wird die Auswahl eines Targets nach der chronologischen Reihenfolge AB 1 »Das AIP-Modell – der dreigliedrige EMDR-Ansatz«.

Sagen Sie folgende einleitende Informationen zu den Patient:innen:

»Wir werden heute die ausgewählte Erinnerung bearbeiten. Dabei werde ich Sie zwischendurch fragen, was jetzt gerade bei Ihnen da ist. Beobachten Sie einfach, was während der Stimulation auf Ihrem inneren Schirm erscheint. Das können Bilder, Gefühle, Gedanken oder Körperempfindungen sein, und manchmal ist auch nichts da. Wenn etwas wider Erwarten unerträglich sein sollte, können Sie die Stimulation stoppen, indem Sie die Hand heben. Bitte machen Sie das jetzt mal! – Möchten Sie eine Distanzierungsmetapher nutzen? Sie können sich das, was Ihnen auf den inneren Schirm kommt, z. B. auch wie auf einem Tablet vorstellen, wenn Sie möchten.«

Negative Kognition
»Wenn Sie jetzt an [*nennen Sie das Ereignis*] denken, welcher negative Satz in Ich-Form fällt Ihnen dazu ein?«

> **Tipp**
>
> Der Satz sollte den GEMPIT-Regeln (Logie, 2015) entsprechen, d. h. er sollte verallgemeinerbar sein (engl. **g**eneralizable), emotional (engl. **e**motional), in Ich-Form sein (engl. **me**), in der Gegenwartsform formuliert sein (engl. **p**resent), irrational sein (engl. **i**rrational) und in Verbindung mit dem Trauma (engl. **t**rauma) stehen. (Im Englischen ergeben die Anfangsbuchstaben das Akronym GEMPIT.)

Geeignete Aussage der Patient:innen hier eintragen:

....

....

Positive Kognition
»Wenn die Verarbeitung erfolgreich erfolgte, was möchten Sie gern über sich denken an Stelle von [*negative Kognition*]?«

EMDR-Ablaufschema und Flashforward-Prozedur bei Sozialer Phobie

Geeignete Aussage der Patient:innen hier eintragen:

....

....

> **Wichtig**
>
> Wichtig ist, dass die Sätze aus der gleichen thematischen Domäne sind (Sicherheit, Verantwortung, Selbstwert oder Wahlmöglichkeiten).

Validität der Kognition
»Wenn Sie jetzt an [*nennen Sie das belastende Ereignis*] denken, wie sehr stimmt [*nennen Sie die positive Kognition*] von 1 = ganz falsch bis 7 = ganz richtig?«

Schreiben Sie den genannten VoC-Wert auf.

VoC = ...

Emotionen
»Wenn Sie jetzt an [*nennen Sie das belastende Ereignis*] denken, zusammen mit dem Satz [*nennen Sie die negative Kognition*], welche Gefühle kommen jetzt auf?«

Notieren Sie die beschriebenen Gefühle:

....

....

Subjektive Einheiten der Belastung
»Wenn Sie jetzt an [*nennen Sie das belastende Ereignis*] denken, zusammen mit dem Satz [*nennen Sie die negative Kognition*], wie belastend fühlt es sich jetzt an von 0 = neutral bis 10 = maximal vorstellbare Belastung?«

Notieren Sie den genannten SUD-Wert.

SUD-Wert: ....

Ort im Körper, wo die Belastung spürbar ist
»Wo im Körper spüren Sie jetzt die Belastung?«

Notieren Sie die genannten Körperstellen:

....

....

EMDR-Ablaufschema und Flashforward-Prozedur bei Sozialer Phobie

Phase 4: Phase des Reprozessierens / Verarbeitens

»Bitte denken Sie jetzt an [*nennen Sie das belastende Ereignis*] zusammen mit dem Satz [*nennen Sie die negative Kognition*] und achten Sie auf die Belastung in / im [*nennen Sie die relevanten Körperregionen*] und achten Sie auf das Licht des Lichtbalkens.«

Machen Sie nun die visuellen Stimulationen [*20- bis 30-mal die Augen hin- und herbewegen = 1 Set*] und fragen Sie die Patient:innen nach einem durchgeführten Set: »Bitte ausblenden, was auf dem inneren Schirm ist und durchatmen.Was ist jetzt da?«

Es geht weiter mit den Worten: »Bleiben Sie dabei.« Und stimulieren Sie weiter.

Gehen Sie nach zwei neutralen oder positiven Rückmeldungen zurück zur ursprünglichen Erinnerung mit den Worten: »Wenn Sie jetzt an das ursprüngliche Ereignis zurückdenken, was ist dann da?«

Notieren Sie das, was beschrieben wird:

....

....

Sollte eindeutig erkennbar sein, dass das zurückgemeldete Material belastend ist, machen Sie weiter mit den Worten »Bleiben Sie dabei« und stimulieren Sie weiter. Sollte nicht ganz klar sein, ob die geschilderter Rückmeldung belastend, neutral oder angenehm ist, fragen Sie nach:

»Wie belastend fühlt es sich jetzt an von 0 = neutral bis 10 = maximal vorstellbare Belastung?«

Notieren Sie den genannten SUD-Wert: ....

Es geht weiter mit den Worten: »Bleiben Sie dabei.« Und stimulieren Sie weiter. Sobald die Belastung bei SUD = 0 ist, gehen Sie über in die Phase 5.

Phase 5: Installations-Phase

»Stimmt der positive Satz [*nennen Sie die positive Kognition*] immer noch?«

Falls nicht, notieren Sie den neuen Satz. Ansonsten den alten Satz verwenden:

....

....

»Wenn Sie jetzt an die Reste der Erinnerung denken zusammen mit dem Satz [*nennen Sie den positiven Satz*], wie sehr stimmt der Satz von 1 = ganz falsch bis 7 = ganz richtig? – Wo spüren Sie das im Körper?«

EMDR-Ablaufschema und Flashforward-Prozedur bei Sozialer Phobie

Notieren Sie den VoC-Wert und die Körperregion:

VoC-Wert: ....

Körperregion: ....

Führen Sie mindestens zwei Sets an Stimulationen zum Verankern der positiven Kognition durch, fragen Sie nach einem Set: »Wie ist es jetzt?« Stimulieren Sie optimalerweise bis zu einem VoC-Wert von 7.

Phase 6: Körpertest

»Bitte denken Sie jetzt an die Reste der Erinnerung, zusammen mit dem Satz [*nennen Sie die positive Kognition*], gehen Sie bitte durch Ihren ganzen Körper und sagen Sie mir, wo Sie etwas spüren, angenehme oder unangenehme Empfindungen.«

- Unangenehme Körperempfindungen können durch ein Set schneller Stimulationen verarbeitet werden.
- Angenehme Körperempfindungen können durch ein Set langsamer Stimulationen verankert werden.

Phase 7: Nachbesprechung der EMDR-Sitzung

»Wie war unsere heutige Sitzung für Sie?«

Melden Sie zurück, was Ihnen im Verarbeitungsprozess aufgefallen ist. Bitten Sie Ihre Patient:innen, etwaig auftauchendes Material nach der Sitzung aufzuschreiben und zur nächsten Sitzung mitzubringen. Vereinbaren Sie mit Ihren Patient:innen, wie Sie erreichbar sind, falls bis zur nächsten Sitzung sehr belastendes Material nachprozessiert wird.

Phase 8: Evaluation

Fragen Sie zu Beginn der nächsten Sitzung, wie hoch die Belastung des zuletzt bearbeiteten Targets ist (von 0 = neutral bis 10 = maximal der vorstellbaren Belastung). Fragen Sie, ob belastendes Material nachprozessiert wurde. Wenn ja, bzw. wenn es eine Restbelastung gibt, hiermit die EMDR-Stimulation fortsetzen (s. Phase 3).

Wenn Sie die vergangenen Belastungen und Trigger erfolgreich bearbeitet haben und die Belastung auf der SUD-Skala (SUD für »Subjective Units of Disturbance«) auf 0 gesunken ist, können Sie in weiteren Sitzungen die Flashforwards bearbeiten, sofern diese noch belastend sind.

EMDR-Ablaufschema und Flashforward-Prozedur bei Sozialer Phobie

Flashforward-Prozedur

Die Flashforward-Prozedur besteht aus zwei Schritten. Der erste Schritt entspricht einer neuen Phase 3, und zwar mit dem Flashforward. Der zweite Schritt umfasst einen Videoscan nach der Phase 6.

Schritt 1 der Flashforward-Prozedur

(1) Katastrophales Ereignis identifizieren: »Was könnte schiefgehen, wenn Sie [...] machen? Wenn sie z. B. einen furchtbaren Alptraum darüber hätten ...«
(2) Dem Ereignis bis zum ultimativen Abschluss folgen. Fragen Sie: »Was wäre das Schlimmste daran?«
(3) So lange fragen, bis es keine neue Antwort gibt oder nichts Schlimmeres vorgestellt werden kann. Fragen Sie weiter: »Was wäre daran so schlimm für Sie? Was wäre das Schlimmste daran?«
Ein detailliertes Bild des Flashforwards machen (detailliertes Standbild, enthält katastrophale Elemente für die Zukunft, kontextspezifisch und bezugnehmend auf die Symptome des / der Patient:in; es ist intrusiv und verstörend). Fragen Sie: »Wie genau würde das aussehen?«
(4) Negative Kognition und positive Kognition notieren. Meist handelt es sich dabei um »ich bin hilflos« vs. »ich kann etwas tun / habe Kontrolle«.

Flashforward

....

....

Negative Kognition

....

Positive Kognition

....

> **Wichtig**
>
> Wichtig ist, dass die Sätze aus der gleichen thematischen Domäne sind (Sicherheit, Verantwortung, Selbstwert oder Wahlmöglichkeiten).

Validität der Kognition (VoC-Wert)
»Wenn Sie jetzt an [*nennen Sie den Flashforward*] denken, wie sehr stimmt [*nennen Sie die positive Kognition*] von 1 = ganz falsch bis 7 = ganz richtig?«

VoC-Wert: ....

Emotionen
»Wenn Sie jetzt an [*nennen Sie den Flashforward*] denken, zusammen mit dem Satz [*nennen Sie die negative Kognition*], welche Gefühle kommen jetzt auf?«

EMDR-Ablaufschema und Flashforward-Prozedur bei Sozialer Phobie

Notieren Sie die genannten Gefühle:

....

....

....

....

Subjektive Einheiten der Belastung mithilfe des SUD-Wertes
»Wenn Sie jetzt an [*nennen Sie den Flashforward*] denken, zusammen mit dem Satz [*nennen Sie die negative Kognition*], wie belastend fühlt es sich jetzt an von 0 = neutral bis 10 = maximal vorstellbare Belastung?«

SUD-Wert: ....

Ort im Körper, wo die Belastung spürbar ist
»Wo im Körper spüren Sie jetzt die Belastung?«

....

....

Phase 4: Phase des Reprozessierens / Verarbeitens

»Bitte denken Sie jetzt an [*nennen Sie den Flashforward*] zusammen mit dem Satz [*nennen Sie die negative Kognition*] und achten Sie auf die Belastung in / im [*nennen Sie die relevanten Körperregionen*] und achten Sie auf das Licht des Lichtbalkens.«

Machen Sie visuelle Stimulationen [*20- bis 30-mal die Augen hin- und herbewegen = 1 Set*], und fragen Sie die Patient:innen nach einem Set: »Bitte ausblenden, was auf dem inneren Schirm ist und durchatmen. Was ist jetzt da?«

Es geht weiter mit den Worten: »Bleiben Sie dabei« und stimulieren Sie weiter. Gehen Sie nach zwei neutralen oder positiven Rückmeldungen zurück zur ursprünglichen Erinnerung mit den Worten: »Wenn Sie jetzt an den Flashforward zurückdenken, was ist dann da?«

Notieren Sie sich das Genannte:

....

....

....

....

EMDR-Ablaufschema und Flashforward-Prozedur bei Sozialer Phobie

»Wie belastend fühlt es sich jetzt an von 0 = neutral bis 10 = maximal vorstellbare Belastung?«

SUD-Wert: ....

Es geht weiter mit den Worten: »Bleiben Sie dabei« und stimulieren Sie weiter. Sobald die Belastung bei SUD =0 ist, gehen Sie über in die Phase 5.

Phase 5: Installations-Phase

»Stimmt der positive Satz [*nennen Sie die positive Kognition*] immer noch?«

Falls nicht, notieren Sie den neuen Satz. Ansonsten den alten Satz verwenden.

....

....

»Wenn Sie jetzt an die Reste der Situation denken, die den Flashforward ausgelöst hat, zusammen mit dem Satz [*nennen Sie den positiven Satz*], wie sehr stimmt der Satz von 1 = ganz falsch bis 7 = ganz richtig? Wo spüren Sie das im Körper?«

Notieren Sie den VoC-Wert und die genannte Körperregion:

....

....

Führen Sie mindestens zwei Sets an Stimulationen zum Verankern der positiven Kognition durch, fragen Sie nach einem Set: »Wie ist es jetzt?« Stimulieren Sie optimalerweise bis zu einem VoC von 7.

Phase 6: Körpertest

»Bitte denken Sie jetzt an die Reste der Situation, die den Flashforward ausgelöst hat, zusammen mit dem Satz [*nennen Sie die positive Kognition*], gehen Sie bitte durch Ihren ganzen Körper und sagen Sie mir, wo Sie etwas spüren, angenehme oder unangenehme Empfindungen.«

- Unangenehme Körperempfindungen können durch ein Set schneller Stimulationen verarbeitet werden.
- Angenehme Körperempfindungen können durch ein Set langsamer Stimulationen verankert werden.

EMDR-Ablaufschema und Flashforward-Prozedur bei Sozialer Phobie

Schritt 2 der Flashforward-Prozedur

Durchführung des Video-Scans

»Jetzt möchte ich Sie bitten, sich vorzustellen, wie Sie in der Zukunft konfrontiert sind mit dem Objekt oder der Situation [*soziale Siuation etc.*]. Schließen Sie bitte Ihre Augen und spielen innerlich einen Film ab, wie das passiert, vom Anfang bis zum Ende. Stellen Sie sich sich selbst vor, wie Sie dabei mögliche Herausforderungen bewältigen, denen Sie dabei begegnen. Nehmen Sie wahr, was Sie sehen, denken, fühlen und was ihr Körper erlebt. Während Sie diesen Film abspielen, lassen Sie mich bitte wissen, ob Sie auf Blockaden treffen. Wenn das der Fall ist, bitte die Augen öffnen und mir Bescheid geben. Wenn das nicht der Fall ist, bitte die Augen geschlossen lassen und mich wissen lassen, wenn Sie alles durchgespielt haben.«

Bei Blockierung folgt eine Stimulation der Blockade

Dafür wird der / die Patient:in gebeten zu sagen: »Ich kann damit umgehen.« Er / Sie spielt den Film innerlich nochmal ab, die positive Kognition wird stimuliert. Der / Die Patient:in sagt sich dann: »Ich kann damit umgehen.«.

Leiten Sie dies folgendermaßen an: »Spielen Sie den Film bitte nochmal von Anfang bis Ende ab und sagen Sie zu sich selbst: ›Ich kann damit umgehen‹, fahren Sie fort.«

Phase 7: Besprechung der EMDR-Sitzung

Fragen Sie: »Wie war unsere heutige Sitzung für Sie?« Melden Sie zurück, was Ihnen im Verarbeitungsprozess aufgefallen ist. Bitte Sie Ihre Patient:innen, etwaiges Material (Gedanken, Gefühle, ect.), das nach der Sitzung auftaucht, aufzuschreiben und zur nächsten Sitzung mitzubringen. Vereinbaren Sie mit Ihren Patient:innen, wie Sie erreichbar sind, falls bis zur nächsten Sitzung sehr belastendes Material nachprozessiert wurde.

Phase 8: Evaluation

Fragen Sie zu Beginn der nächsten Sitzung, wie hoch die Belastung des zuletzt bearbeiteten Targets ist von 0 = »neutral« bis 10 = »maximal vorstellbare Belastung«. Fragen Sie, ob belastendes Material nachprozessiert wurde. Wenn ja, bzw. wenn es eine Restbelastung gibt, hiermit die EMDR-Stimulation fortsetzen (s. Phase 3).

EMDR-Ablaufschema und Flashforward-Prozedur bei Monotrauma

Eine posttraumatische Belastungsstörung besteht aus drei Symptomgruppen: Wiedererleben, Vermeidung und erhöhte Erregung des Nervensystems.

In der EMDR-Grundausbildungen werden zwei Tests empfohlen, nämlich zum einen die Impact of Event Scale (IES-R von Horowitz et al., 1979), um durch den ermittelten Rohwert die Schwere der Traumasymptome zu ermitteln, und die Dissociative Experience Scale (DES-II, Bernstein & Putnam, 1986; Carlson & Putnam, 1993). Die DES-II-Werte geben Aufschluss darüber, ob bei Proband:innen eine Dissoziative Störung vorliegt oder nicht. Sollten die Testergebnisse über einem Durchschnittswert von 25 % liegen, ist dies ein Hinweis auf das mögliche Vorliegen einer dissoziativen Störung. Bei einem Wert von unter 25 % kann das EMDR-Standard-Protokoll angewendet werden: wie im unten genannten Fallbeispiel.

Fallbeispiel

Hans war Leiter eines Supermarktes. In dieser Funktion kam er morgens als ersten in der Supermarkt, noch vor Sonnenaufgang. Den Eingang des Supermarktes bildete eine Doppeltür. Nachdem Hans durch die erste Tür gegangen war und die zweite Tür öffnete, hörte er hinter sich ein Klacken und dass Männer hinter ihm in den Markt gingen. Die Täter raubten seinen Schmuck und wollten, dass er den Tresor öffnet. Da Hans aber keinen Tresorschlüssel besaß, mussten die Täter dahingehend unverrichteter Dinge gehen. Hans litt seither unter Ängsten, die mit Benzodiazepinen behandelt wurden. Nach jahrelanger Einnahme ergab die psychotherapeutische Eingangsdiagnostik das Vorliegen einer Posttraumatischen Belastungsstörung, für die eine Dauermedikation mit Benzodiazepinen ungeeignet war.

Sie können die ermittelten Targets (oder auch »Bearbeitungsziele«) im Arbeitsblatt AB 1 »Das AIP-Modell – der dreigliedrige EMDR-Ansatz« mit dem dreigliedrigen Ansatz des AIP-Modells einsortieren und notieren. Im nachfolgenden finden Sie in diesem Modell die ermittelten Targets des Fallbeispiels und generelle Beispiele für dieses Störungsbild.

Wichtig

Die Traumabearbeitung sollte erst bei ausreichender Stabilität erfolgen, nachdem z. B. Sicherungstechniken wie Tresor und Sicherer Ort eingeübt wurden.

EMDR-Ablaufschema und Flashforward-Prozedur bei Monotrauma

Dreizackiger Bearbeitungsansatz von EMDR

Diagnostik
Sammlung EMDR-Targets

transgenerational

Für den Fall, dass Modelllernen eine Rolle spielt: Was erinnert der / die Patient:in von einer Situation, in der z. B. ein Familienmitglied traumatisiert wurde?

Vergangenheit

Erlebte Belastungen, die noch nicht verarbeitet wurden, im Fallbeispiel:

- Zwei Überfälle als Marktleiter im Supermarkt

Gegenwart

Trigger, im Fallbeispiel:

- wenn Türen hinter ihm zufielen
- Supermärkte

Zukunft / Flashforwards

Welche Horrorvorstellungen gibt es, was passieren könnte? Im Fallbeispiel:

- Wieder überfallen werden

EMDR-Ablaufschema und Flashforward-Prozedur bei Monotrauma

Ablaufschema

Nach der Diagnostik (Phase 1) und Stabilisierung (Phase 2) folgt das störungsspezifische Ablaufschema (ab Phase 3).

Phase 3: Auswahlphase

Vergangene Belastung, Auswahl eines Targets

> **Tipp**
>
> Empfohlen wird die Auswahl eines Targets nach der chronologischen Reihenfolge AB 1 »Das AIP-Modell – der dreigliedrige EMDR-Ansatz«.

Sagen Sie folgende einleitende Informationen zu den Patient:innen:

»Wir werden heute die ausgewählte Erinnerung bearbeiten. Dabei werde ich Sie zwischendurch fragen, was jetzt gerade bei Ihnen da ist. Beobachten Sie einfach, was während der Stimulation auf Ihrem inneren Schirm erscheint. Das können Bilder, Gefühle, Gedanken oder Körperempfindungen sein, und manchmal ist auch nichts da. Wenn etwas wider Erwarten unerträglich sein sollte, können Sie die Stimulation stoppen, indem Sie die Hand heben. Bitte machen Sie das jetzt mal! – Möchten Sie eine Distanzierungsmetapher nutzen? Sie können sich das, was Ihnen auf den inneren Schirm kommt, z. B. auch wie auf einem Tablet vorstellen, wenn Sie möchten.«

Negative Kognition
»Wenn Sie jetzt an [*nennen Sie das Ereignis*] denken, welcher negative Satz in Ich-Form fällt Ihnen dazu ein?«

> **Tipp**
>
> Der Satz sollte den GEMPIT-Regeln (Logie, 2015) entsprechen, d. h. er sollte verallgemeinerbar sein (engl. **g**eneralizable), emotional (engl. **e**motional), in Ich-Form sein (engl. **m**e), in der Gegenwartsform formuliert sein (engl. **p**resent), irrational sein (engl. **i**rrational) und in Verbindung mit dem Trauma (engl. **t**rauma) stehen. (Im Englischen ergeben die Anfangsbuchstaben das Akronym GEMPIT.)

Geeignete Aussage der Patient:innen hier eintragen:

....

....

Positive Kognition
»Wenn die Verarbeitung erfolgreich erfolgte, was möchten Sie gern über sich denken an Stelle von [*negative Kognition*]?«

EMDR-Ablaufschema und Flashforward-Prozedur bei Monotrauma

Geeignete Aussage der Patient:innen hier eintragen:

....

....

> **Wichtig**
>
> Wichtig ist, dass die Sätze aus der gleichen thematischen Domäne sind (Sicherheit, Verantwortung, Selbstwert oder Wahlmöglichkeiten).

Validität der Kognition
»Wenn Sie jetzt an [*nennen Sie das belastende Ereignis*] denken, wie sehr stimmt [*nennen Sie die positive Kognition*] von 1 = ganz falsch bis 7 = ganz richtig?«

Schreiben Sie den genannten VoC-Wert auf.

VoC = ...

Emotionen
»Wenn Sie jetzt an [*nennen Sie das belastende Ereignis*] denken, zusammen mit dem Satz [*nennen Sie die negative Kognition*], welche Gefühle kommen jetzt auf?«

Notieren Sie die beschriebenen Gefühle:

....

....

Subjektive Einheiten der Belastung
»Wenn Sie jetzt an [*nennen Sie das belastende Ereignis*] denken, zusammen mit dem Satz [*nennen Sie die negative Kognition*], wie belastend fühlt es sich jetzt an von 0 = neutral bis 10 = maximal vorstellbare Belastung?«

Notieren Sie den genannten SUD-Wert.

SUD-Wert: ....

Ort im Körper, wo die Belastung spürbar ist
»Wo im Körper spüren Sie jetzt die Belastung?«

Notieren Sie die genannten Körperstellen:

....

....

EMDR-Ablaufschema und Flashforward-Prozedur bei Monotrauma

Phase 4: Phase des Reprozessierens / Verarbeitens

»Bitte denken Sie jetzt an [*nennen Sie das belastende Ereignis*] zusammen mit dem Satz [*nennen Sie die negative Kognition*] und achten Sie auf die Belastung in / im [*nennen Sie die relevanten Körperregionen*] und achten Sie auf das Licht des Lichtbalkens.«

Machen Sie nun die visuellen Stimulationen [*20- bis 30-mal die Augen hin- und herbewegen = 1 Set*] und fragen Sie die Patient:innen nach einem durchgeführten Set: »Bitte ausblenden, was auf dem inneren Schirm ist und durchatmen.Was ist jetzt da?«

Es geht weiter mit den Worten: »Bleiben Sie dabei.« Und stimulieren Sie weiter.

Gehen Sie nach zwei neutralen oder positiven Rückmeldungen zurück zur ursprünglichen Erinnerung mit den Worten: »Wenn Sie jetzt an das ursprüngliche Ereignis zurückdenken, was ist dann da?«

Notieren Sie das, was beschrieben wird:

....

....

Sollte eindeutig erkennbar sein, dass das zurückgemeldete Material belastend ist, machen Sie weiter mit den Worten »Bleiben Sie dabei« und stimulieren Sie weiter. Sollte nicht ganz klar sein, ob die geschilderter Rückmeldung belastend, neutral oder angenehm ist, fragen Sie nach:

»Wie belastend fühlt es sich jetzt an von 0 = neutral bis 10 = maximal vorstellbare Belastung?«

Notieren Sie den genannten SUD-Wert: ....

Es geht weiter mit den Worten: »Bleiben Sie dabei.« Und stimulieren Sie weiter. Sobald die Belastung bei SUD = 0 ist, gehen Sie über in die Phase 5.

Phase 5: Installations-Phase

»Stimmt der positive Satz [*nennen Sie die positive Kognition*] immer noch?«

Falls nicht, notieren Sie den neuen Satz. Ansonsten den alten Satz verwenden:

....

....

»Wenn Sie jetzt an die Reste der Erinnerung denken zusammen mit dem Satz [*nennen Sie den positiven Satz*], wie sehr stimmt der Satz von 1 = ganz falsch bis 7 = ganz richtig? – Wo spüren Sie das im Körper?«

EMDR-Ablaufschema und Flashforward-Prozedur bei Monotrauma

Notieren Sie den VoC-Wert und die Körperregion:

VoC-Wert: ....

Körperregion: ....

Führen Sie mindestens zwei Sets an Stimulationen zum Verankern der positiven Kognition durch, fragen Sie nach einem Set: »Wie ist es jetzt?« Stimulieren Sie optimalerweise bis zu einem VoC-Wert von 7.

Phase 6: Körpertest

»Bitte denken Sie jetzt an die Reste der Erinnerung, zusammen mit dem Satz [*nennen Sie die positive Kognition*], gehen Sie bitte durch Ihren ganzen Körper und sagen Sie mir, wo Sie etwas spüren, angenehme oder unangenehme Empfindungen.«

- Unangenehme Körperempfindungen können durch ein Set schneller Stimulationen verarbeitet werden.
- Angenehme Körperempfindungen können durch ein Set langsamer Stimulationen verankert werden.

Phase 7: Nachbesprechung der EMDR-Sitzung

»Wie war unsere heutige Sitzung für Sie?«

Melden Sie zurück, was Ihnen im Verarbeitungsprozess aufgefallen ist. Bitten Sie Ihre Patient:innen, etwaig auftauchendes Material nach der Sitzung aufzuschreiben und zur nächsten Sitzung mitzubringen. Vereinbaren Sie mit Ihren Patient:innen, wie Sie erreichbar sind, falls bis zur nächsten Sitzung sehr belastendes Material nachprozessiert wird.

Phase 8: Evaluation

Fragen Sie zu Beginn der nächsten Sitzung, wie hoch die Belastung des zuletzt bearbeiteten Targets ist (von 0 = neutral bis 10 = maximal der vorstellbaren Belastung). Fragen Sie, ob belastendes Material nachprozessiert wurde. Wenn ja, bzw. wenn es eine Restbelastung gibt, hiermit die EMDR-Stimulation fortsetzen (s. Phase 3).

Wenn Sie die vergangenen Belastungen und Trigger erfolgreich bearbeitet haben und die Belastung auf der SUD-Skala (SUD für »Subjective Units of Disturbance«) auf 0 gesunken ist, können Sie in weiteren Sitzungen die Flashforwards bearbeiten, sofern diese noch belastend sind.

EMDR-Ablaufschema und Flashforward-Prozedur bei Monotrauma

Flashforward-Prozedur

Die Flashforward-Prozedur besteht aus zwei Schritten. Der erste Schritt entspricht einer neuen Phase 3, und zwar mit dem Flashforward. Der zweite Schritt umfasst einen Videoscan nach der Phase 6.

Schritt 1 der Flashforward-Prozedur

(1) Katastrophales Ereignis identifizieren: »Was könnte schiefgehen, wenn Sie [...] machen? Wenn sie z. B. einen furchtbaren Alptraum darüber hätten ...«
(2) Dem Ereignis bis zum ultimativen Abschluss folgen. Fragen Sie: »Was wäre das Schlimmste daran?«
(3) So lange fragen, bis es keine neue Antwort gibt oder nichts Schlimmeres vorgestellt werden kann. Fragen Sie weiter: »Was wäre daran so schlimm für Sie? Was wäre das Schlimmste daran?«
Ein detailliertes Bild des Flashforwards machen (detailliertes Standbild, enthält katastrophale Elemente für die Zukunft, kontextspezifisch und bezugnehmend auf die Symptome des/der Patient:in; es ist intrusiv und verstörend). Fragen Sie: »Wie genau würde das aussehen?«
(4) Negative Kognition und positive Kognition notieren. Meist handelt es sich dabei um »ich bin hilflos« vs. »ich kann etwas tun/habe Kontrolle«.

Flashforward

....

....

Negative Kognition

....

Positive Kognition

....

> **Wichtig**
>
> Wichtig ist, dass die Sätze aus der gleichen thematischen Domäne sind (Sicherheit, Verantwortung, Selbstwert oder Wahlmöglichkeiten).

Validität der Kognition (VoC-Wert)
»Wenn Sie jetzt an [*nennen Sie den Flashforward*] denken, wie sehr stimmt [*nennen Sie die positive Kognition*] von 1 = ganz falsch bis 7 = ganz richtig?«

VoC-Wert: ....

Emotionen
»Wenn Sie jetzt an [*nennen Sie den Flashforward*] denken, zusammen mit dem Satz [*nennen Sie die negative Kognition*], welche Gefühle kommen jetzt auf?«

EMDR-Ablaufschema und Flashforward-Prozedur bei Monotrauma

Notieren Sie die genannten Gefühle:

....

....

....

....

Subjektive Einheiten der Belastung mithilfe des SUD-Wertes
»Wenn Sie jetzt an [*nennen Sie den Flashforward*] denken, zusammen mit dem Satz [*nennen Sie die negative Kognition*], wie belastend fühlt es sich jetzt an von 0 = neutral bis 10 = maximal vorstellbare Belastung?«

SUD-Wert: ....

Ort im Körper, wo die Belastung spürbar ist
»Wo im Körper spüren Sie jetzt die Belastung?«

....

....

Phase 4: Phase des Reprozessierens / Verarbeitens

»Bitte denken Sie jetzt an [*nennen Sie den Flashforward*] zusammen mit dem Satz [*nennen Sie die negative Kognition*] und achten Sie auf die Belastung in / im [*nennen Sie die relevanten Körperregionen*] und achten Sie auf das Licht des Lichtbalkens.«

Machen Sie visuelle Stimulationen [*20- bis 30-mal die Augen hin- und herbewegen = 1 Set*], und fragen Sie die Patient:innen nach einem Set: »Bitte ausblenden, was auf dem inneren Schirm ist und durchatmen. Was ist jetzt da?«

Es geht weiter mit den Worten: »Bleiben Sie dabei« und stimulieren Sie weiter. Gehen Sie nach zwei neutralen oder positiven Rückmeldungen zurück zur ursprünglichen Erinnerung mit den Worten: »Wenn Sie jetzt an den Flashforward zurückdenken, was ist dann da?«

Notieren Sie sich das Genannte:

....

....

....

....

EMDR-Ablaufschema und Flashforward-Prozedur bei Monotrauma

»Wie belastend fühlt es sich jetzt an von 0 = neutral bis 10 = maximal vorstellbare Belastung?«

SUD-Wert: ....

Es geht weiter mit den Worten: »Bleiben Sie dabei« und stimulieren Sie weiter. Sobald die Belastung bei SUD =0 ist, gehen Sie über in die Phase 5.

Phase 5: Installations-Phase

»Stimmt der positive Satz [*nennen Sie die positive Kognition*] immer noch?«

Falls nicht, notieren Sie den neuen Satz. Ansonsten den alten Satz verwenden.

....

....

»Wenn Sie jetzt an die Reste der Situation denken, die den Flashforward ausgelöst hat, zusammen mit dem Satz [*nennen Sie den positiven Satz*], wie sehr stimmt der Satz von 1 = ganz falsch bis 7 = ganz richtig? Wo spüren Sie das im Körper?«

Notieren Sie den VoC-Wert und die genannte Körperregion:

....

....

Führen Sie mindestens zwei Sets an Stimulationen zum Verankern der positiven Kognition durch, fragen Sie nach einem Set: »Wie ist es jetzt?« Stimulieren Sie optimalerweise bis zu einem VoC von 7.

Phase 6: Körpertest

»Bitte denken Sie jetzt an die Reste der Situation, die den Flashforward ausgelöst hat, zusammen mit dem Satz [*nennen Sie die positive Kognition*], gehen Sie bitte durch Ihren ganzen Körper und sagen Sie mir, wo Sie etwas spüren, angenehme oder unangenehme Empfindungen.«

- ▶ Unangenehme Körperempfindungen können durch ein Set schneller Stimulationen verarbeitet werden.
- ▶ Angenehme Körperempfindungen können durch ein Set langsamer Stimulationen verankert werden.

EMDR-Ablaufschema und Flashforward-Prozedur bei Monotrauma

Schritt 2 der Flashforward-Prozedur

Durchführung des Video-Scans

»Jetzt möchte ich Sie bitten, sich vorzustellen, wie Sie in der Zukunft konfrontiert sind mit dem Objekt oder der Situation [*Auslöser bezüglich traumatischer Erlebnisse etc.*]. Schließen Sie bitte Ihre Augen und spielen innerlich einen Film ab, wie das passiert, vom Anfang bis zum Ende. Stellen Sie sich sich selbst vor, wie Sie dabei mögliche Herausforderungen bewältigen, denen Sie dabei begegnen. Nehmen Sie wahr, was Sie sehen, denken, fühlen und was ihr Körper erlebt. Während Sie diesen Film abspielen, lassen Sie mich bitte wissen, ob Sie auf Blockaden treffen. Wenn das der Fall ist, bitte die Augen öffnen und mir Bescheid geben. Wenn das nicht der Fall ist, bitte die Augen geschlossen lassen und mich wissen lassen, wenn Sie alles durchgespielt haben.«

Bei Blockierung folgt eine Stimulation der Blockade

Dafür wird der / die Patient:in gebeten zu sagen: »Ich kann damit umgehen.« Er / Sie spielt den Film innerlich nochmal ab, die positive Kognition wird stimuliert. Der / Die Patient:in sagt sich dann: »Ich kann damit umgehen.«.

Leiten Sie dies folgendermaßen an: »Spielen Sie den Film bitte nochmal von Anfang bis Ende ab und sagen Sie zu sich selbst: ›Ich kann damit umgehen‹, fahren Sie fort.«

Phase 7: Besprechung der EMDR-Sitzung

Fragen Sie: »Wie war unsere heutige Sitzung für Sie?« Melden Sie zurück, was Ihnen im Verarbeitungsprozess aufgefallen ist. Bitte Sie Ihre Patient:innen, etwaiges Material (Gedanken, Gefühle, ect.), das nach der Sitzung auftaucht, aufzuschreiben und zur nächsten Sitzung mitzubringen. Vereinbaren Sie mit Ihren Patient:innen, wie Sie erreichbar sind, falls bis zur nächsten Sitzung sehr belastendes Material nachprozessiert wurde.

Phase 8: Evaluation

Fragen Sie zu Beginn der nächsten Sitzung, wie hoch die Belastung des zuletzt bearbeiteten Targets ist von 0 = »neutral« bis 10 = »maximal vorstellbare Belastung«. Fragen Sie, ob belastendes Material nachprozessiert wurde. Wenn ja, bzw. wenn es eine Restbelastung gibt, hiermit die EMDR-Stimulation fortsetzen (s. Phase 3).

EMDR-Ablaufschema und Flashforward-Prozedur bei komplexer Traumatisierung

Eine posttraumatische Belastungsstörung besteht aus drei Symptomgruppen: Wiedererleben, Vermeidung und erhöhte Erregung des Nervensystems. Das sich hier ergebende Bild gibt erste Hinweise, ob es sich um jemanden mit komplexer Traumatisierung handelt: wenn nämlich jemand früh (beginnend ab der Kindheit) wiederholt Gewalt ausgesetzt war. Das kann Gewalt in der Familie sein wie z. B. Gewalt in der Erziehung oder Gewalt zwischen den Eltern. Auch wiederholte sexuelle Gewalt, vornehmlich im Nahbereich durch Familienmitglieder, Freund:innen der Familie und / oder Erziehungspersonen wie z. B. Trainer:innen oder Mitarbeiter:innen religiöser Institutionen, die jahrelang stattfindet, kann zu komplexer Traumatisierung führen. In solchen Fällen war die Traumatisierung in der Kindheit also zu einem vulnerablen Zeitpunkt, und wenn diese über Jahre andauerte, kann die Persönlichkeit strukturell verändert sein, so dass z. B. eine Dissoziationsneigung vorherrscht und / oder globale dysfunktionale Schemata Persönlichkeitsakzentuierungen oder -störungen verursachen (z. B. auf der paranoiden, depressiven oder Borderline-Skala auf Achse II), die mit Fragebögen wie z. B. dem SCID-5-SPQ erhoben werden können.

In der EMDR-Grundausbildungen werden zwei Tests empfohlen, nämlich zum einen die Impact of Event Scale (IES-R, Horowitz et al., 1979), um durch den ermittelten Rohwert die Schwere der Traumasymptome zu ermitteln, und die Dissociative Experience Scale (DES-II, Bernstein & Putnam, 1986; Carlson & Putnam, 1993). Die DES-II-Werte geben Aufschluss darüber, ob bei Proband:innen eine Dissoziative Störung vorliegt oder nicht. Sollten die Testergebnisse über einem Durchschnittswert von 25 % liegen, ist dies ein Hinweis auf das mögliche Vorliegen einer dissoziativen Störung. Bei einem Wert von unter 25 % kann das EMDR-Standard-Protokoll angewendet werden. Ist der Wert über 25 %, empfiehlt sich ein Vorgehen wie im unten geschilderten Fall:

Fallbeispiel

Rita ist aufgewachsen mit einer Mutter, die unter einer Schizophrenie mit wahnhaften Symptomen litt. Jahrelang wurde sie dadurch traumatisiert, dass ihre Mutter sie zum Teil mitten in der Nacht »überfiel« und sie im Wahn für eine feindselige Person hielt, ihr Vorwürfe machte und sie schlug. Im weiteren Verlauf ihres erwachsenen Lebens ging Rita Beziehungen zu Männern ein, die sie niedermachten und schlugen, bis sie schließlich einen Mann heiratete, mit dem sie eine gute Beziehung führt. Als ihre Mutter starb und sie gemeinsam mit Geschwistern den Nachlass regelte, erbte Rita u. a. Möbelstücke ihrer Mutter, deren Anblick sie immer wieder triggerten (z. B. ein großer Bauernschrank). Rita hatte sich im Laufe ihres Lebens zu einer selbstunsicheren Person entwickelt, die u. a. große Angst vor Interaktionen mit Behörden hatte. Sie musste sehr dabei ermutigt werden, aufgrund schwerer psychischer und körperlicher Beschwerden eine Rente zu beantragen, was schlussendlich erfolgreich war.

Sie können die ermittelten Targets (oder auch »Bearbeitungsziele«) im Arbeitsblatt AB 1 »Das AIP-Modell – der dreigliedrige EMDR-Ansatz« mit dem dreigliedrigen Ansatz des AIP-Modells einsortieren und notieren. Im nachfolgenden finden Sie in diesem Modell die ermittelten Targets des Fallbeispiels und generelle Beispiele für dieses Störungsbild.

EMDR-Ablaufschema und Flashforward-Prozedur bei komplexer Traumatisierung

Wichtig

Die Traumabearbeitung sollte erst bei ausreichender Stabilität erfolgen, nachdem ggf. Dissoziationsstopp geübt wurde (z. B. mit dem CIPOS-Protokoll von Knipe, 2008) und nachdem Sicherungstechniken wie Tresor und Sicherer Ort eingeübt wurden und sich zeigte, dass eine ausreichende Emotionsregulation vorhanden ist.

Bei jahrelang erfolgten Traumatisierungen fällt es Patient:innen oft schwer, *ein* Ereignis zu nennen, das traumatisierend war. Vielmehr handelt es sich um Themen*wolken*, die in der Diagnostik erfasst werden. Targets bilden dann typische Ereignisse aus der Themenwolke oder auch die schlimmsten Ereignisse, die zum Thema passiert sind.

EMDR-Ablaufschema und Flashforward-Prozedur bei komplexer Traumatisierung

Dreizackiger Bearbeitungsansatz von EMDR

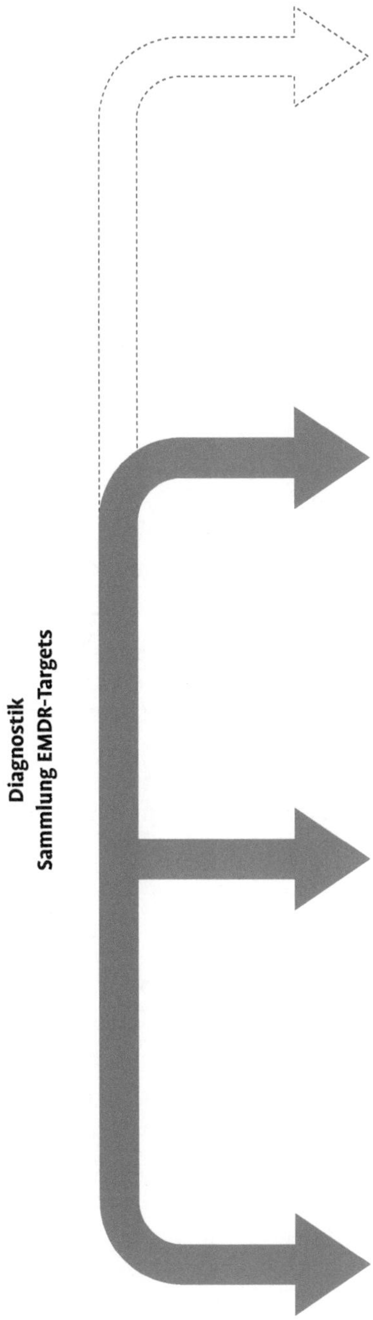

transgenerational

Beispielsweise Gewalterfahrungen, die früher von Eltern, Großeltern etc. gemacht wurden.

Vergangenheit

Erlebte Belastungen, die noch nicht verarbeitet wurden, im Fallbeispiel:

- Jahrelange Gewalterfahrungen (im Fallbeispiel: durch die Mutter und spätere Partner)
- Weitere mögliche Beispiele: Missbrauch, Vernachlässigung

Gegenwart

Trigger bezüglich Traumatisierungen, im Fallbeispiel:

- Geerbte Möbel der Mutter
- Angst vor Autoritätspersonen und Behörden

Zukunft / Flashforwards

Welche Horrorvorstellungen gibt es, was passieren könnte?

- Angst vor traumabezogenen Inhalten und Erfahrungen

EMDR-Ablaufschema und Flashforward-Prozedur bei komplexer Traumatisierung

Ablaufschema

Nach der Diagnostik (Phase 1) und Stabilisierung (Phase 2) folgt das störungsspezifische Ablaufschema (ab Phase 3).

Phase 3: Auswahlphase

Vergangene Belastung, Auswahl eines Targets

> **Tipp**
>
> Empfohlen wird die Auswahl eines Targets nach der chronologischen Reihenfolge AB 1 »Das AIP-Modell – der dreigliedrige EMDR-Ansatz«. Bei jahrelanger Traumatisierung, die zu einer komplexen Traumafolgestörung führte, kann aus einer Themenwolke das erste, das schlimmste oder das letzte Ereignis ausgewählt werden.

Sagen Sie folgende einleitende Informationen zu den Patient:innen:

»Wir werden heute die ausgewählte Erinnerung bearbeiten. Dabei werde ich Sie zwischendurch fragen, was jetzt gerade bei Ihnen da ist. Beobachten Sie einfach, was während der Stimulation auf Ihrem inneren Schirm erscheint. Das können Bilder, Gefühle, Gedanken oder Körperempfindungen sein, und manchmal ist auch nichts da. Wenn etwas wider Erwarten unerträglich sein sollte, können Sie die Stimulation stoppen, indem Sie die Hand heben. Bitte machen Sie das jetzt mal! – Möchten Sie eine Distanzierungsmetapher nutzen? Sie können sich das, was Ihnen auf den inneren Schirm kommt, z. B. auch wie auf einem Tablet vorstellen, wenn Sie möchten.«

Negative Kognition
»Wenn Sie jetzt an [*nennen Sie das Ereignis*] denken, welcher negative Satz in Ich-Form fällt Ihnen dazu ein?«

> **Tipp**
>
> Der Satz sollte den GEMPIT-Regeln (Logie, 2015) entsprechen, d. h. er sollte verallgemeinerbar sein (engl. **g**eneralizable), emotional (engl. **e**motional), in Ich-Form sein (engl. **m**e), in der Gegenwartsform formuliert sein (engl. **p**resent), irrational sein (engl. **i**rrational) und in Verbindung mit dem Trauma (engl. **t**rauma) stehen. (Im Englischen ergeben die Anfangsbuchstaben das Akronym GEMPIT.)

Geeignete Aussage der Patient:innen hier eintragen:

....

....

EMDR-Ablaufschema und Flashforward-Prozedur bei komplexer Traumatisierung

Positive Kognition
»Wenn die Verarbeitung erfolgreich erfolgte, was möchten Sie gern über sich denken an Stelle von [*negative Kognition*]?«

Geeignete Aussage der Patient:innen hier eintragen:

....

....

> **Wichtig**
>
> Wichtig ist, dass die Sätze aus der gleichen thematischen Domäne sind (Sicherheit, Verantwortung, Selbstwert oder Wahlmöglichkeiten).

Validität der Kognition
»Wenn Sie jetzt an [*nennen Sie das belastende Ereignis*] denken, wie sehr stimmt [*nennen Sie die positive Kognition*] von 1 = ganz falsch bis 7 = ganz richtig?«

Schreiben Sie den genannten VoC-Wert auf.

VoC = ...

Emotionen
»Wenn Sie jetzt an [*nennen Sie das belastende Ereignis*] denken, zusammen mit dem Satz [*nennen Sie die negative Kognition*], welche Gefühle kommen jetzt auf?«

Notieren Sie die beschriebenen Gefühle:

....

....

Subjektive Einheiten der Belastung
»Wenn Sie jetzt an [*nennen Sie das belastende Ereignis*] denken, zusammen mit dem Satz [*nennen Sie die negative Kognition*], wie belastend fühlt es sich jetzt an von 0 = neutral bis 10 = maximal vorstellbare Belastung?«

Notieren Sie den genannten SUD-Wert.

SUD-Wert: ....

Ort im Körper, wo die Belastung spürbar ist
»Wo im Körper spüren Sie jetzt die Belastung?«

EMDR-Ablaufschema und Flashforward-Prozedur bei komplexer Traumatisierung

Notieren Sie die genannten Körperstellen:

....

....

Phase 4: Phase des Reprozessierens / Verarbeitens

»Bitte denken Sie jetzt an [*nennen Sie das belastende Ereignis*] zusammen mit dem Satz [*nennen Sie die negative Kognition*] und achten Sie auf die Belastung in / im [*nennen Sie die relevanten Körperregionen*] und achten Sie auf das Licht des Lichtbalkens.«

Machen Sie nun die visuellen Stimulationen [*20- bis 30-mal die Augen hin- und herbewegen = 1 Set*] und fragen Sie die Patient:innen nach einem durchgeführten Set: »Bitte ausblenden, was auf dem inneren Schirm ist und durchatmen.Was ist jetzt da?«

Es geht weiter mit den Worten: »Bleiben Sie dabei.« Und stimulieren Sie weiter.

Gehen Sie nach zwei neutralen oder positiven Rückmeldungen zurück zur ursprünglichen Erinnerung mit den Worten: »Wenn Sie jetzt an das ursprüngliche Ereignis zurückdenken, was ist dann da?«

Notieren Sie das, was beschrieben wird:

....

....

Sollte eindeutig erkennbar sein, dass das zurückgemeldete Material belastend ist, machen Sie weiter mit den Worten »Bleiben Sie dabei« und stimulieren Sie weiter. Sollte nicht ganz klar sein, ob die geschilderter Rückmeldung belastend, neutral oder angenehm ist, fragen Sie nach:

»Wie belastend fühlt es sich jetzt an von 0 = neutral bis 10 = maximal vorstellbare Belastung?«

Notieren Sie den genannten SUD-Wert: ....

Es geht weiter mit den Worten: »Bleiben Sie dabei.« Und stimulieren Sie weiter. Sobald die Belastung bei SUD = 0 ist, gehen Sie über in die Phase 5.

Phase 5: Installations-Phase

»Stimmt der positive Satz [*nennen Sie die positive Kognition*] immer noch?«

Falls nicht, notieren Sie den neuen Satz. Ansonsten den alten Satz verwenden:

....

....

»Wenn Sie jetzt an die Reste der Erinnerung denken zusammen mit dem Satz [*nennen Sie den positiven Satz*], wie sehr stimmt der Satz von 1 = ganz falsch bis 7 = ganz richtig? – Wo spüren Sie das im Körper?«

EMDR-Ablaufschema und Flashforward-Prozedur bei komplexer Traumatisierung

Notieren Sie den VoC-Wert und die Körperregion:

VoC-Wert: ....

Körperregion: ....

Führen Sie mindestens zwei Sets an Stimulationen zum Verankern der positiven Kognition durch, fragen Sie nach einem Set: »Wie ist es jetzt?« Stimulieren Sie optimalerweise bis zu einem VoC-Wert von 7.

Phase 6: Körpertest

»Bitte denken Sie jetzt an die Reste der Erinnerung, zusammen mit dem Satz [*nennen Sie die positive Kognition*], gehen Sie bitte durch Ihren ganzen Körper und sagen Sie mir, wo Sie etwas spüren, angenehme oder unangenehme Empfindungen.«

- Unangenehme Körperempfindungen können durch ein Set schneller Stimulationen verarbeitet werden.
- Angenehme Körperempfindungen können durch ein Set langsamer Stimulationen verankert werden.

Phase 7: Nachbesprechung der EMDR-Sitzung

»Wie war unsere heutige Sitzung für Sie?«

Melden Sie zurück, was Ihnen im Verarbeitungsprozess aufgefallen ist. Bitten Sie Ihre Patient:innen, etwaig auftauchendes Material nach der Sitzung aufzuschreiben und zur nächsten Sitzung mitzubringen. Vereinbaren Sie mit Ihren Patient:innen, wie Sie erreichbar sind, falls bis zur nächsten Sitzung sehr belastendes Material nachprozessiert wird.

Phase 8: Evaluation

Fragen Sie zu Beginn der nächsten Sitzung, wie hoch die Belastung des zuletzt bearbeiteten Targets ist (von 0 = neutral bis 10 = maximal der vorstellbaren Belastung). Fragen Sie, ob belastendes Material nachprozessiert wurde. Wenn ja, bzw. wenn es eine Restbelastung gibt, hiermit die EMDR-Stimulation fortsetzen (s. Phase 3).

Wenn Sie die vergangenen Belastungen und Trigger erfolgreich bearbeitet haben und die Belastung auf der SUD-Skala (SUD für »Subjective Units of Disturbance«) auf 0 gesunken ist, können Sie in weiteren Sitzungen die Flashforwards bearbeiten, sofern diese noch belastend sind.

EMDR-Ablaufschema und Flashforward-Prozedur bei komplexer Traumatisierung

Flashforward-Prozedur

Die Flashforward-Prozedur besteht aus zwei Schritten. Der erste Schritt entspricht einer neuen Phase 3, und zwar mit dem Flashforward. Der zweite Schritt umfasst einen Videoscan nach der Phase 6.

Schritt 1 der Flashforward-Prozedur

(1) Katastrophales Ereignis identifizieren: »Was könnte schiefgehen, wenn Sie […] machen? Wenn sie z. B. einen furchtbaren Alptraum darüber hätten …«
(2) Dem Ereignis bis zum ultimativen Abschluss folgen. Fragen Sie: »Was wäre das Schlimmste daran?«
(3) So lange fragen, bis es keine neue Antwort gibt oder nichts Schlimmeres vorgestellt werden kann. Fragen Sie weiter: »Was wäre daran so schlimm für Sie? Was wäre das Schlimmste daran?«
Ein detailliertes Bild des Flashforwards machen (detailliertes Standbild, enthält katastrophale Elemente für die Zukunft, kontextspezifisch und bezugnehmend auf die Symptome des / der Patient:in; es ist intrusiv und verstörend). Fragen Sie: »Wie genau würde das aussehen?«
(4) Negative Kognition und positive Kognition notieren. Meist handelt es sich dabei um »ich bin hilflos« vs. »ich kann etwas tun / habe Kontrolle«.

Flashforward

....

....

Negative Kognition

....

Positive Kognition

....

> **Wichtig**
>
> Wichtig ist, dass die Sätze aus der gleichen thematischen Domäne sind (Sicherheit, Verantwortung, Selbstwert oder Wahlmöglichkeiten).

Validität der Kognition (VoC-Wert)
»Wenn Sie jetzt an [*nennen Sie den Flashforward*] denken, wie sehr stimmt [*nennen Sie die positive Kognition*] von 1 = ganz falsch bis 7 = ganz richtig?«

VoC-Wert: ....

Emotionen
»Wenn Sie jetzt an [*nennen Sie den Flashforward*] denken, zusammen mit dem Satz [*nennen Sie die negative Kognition*], welche Gefühle kommen jetzt auf?«

EMDR-Ablaufschema und Flashforward-Prozedur bei komplexer Traumatisierung

Notieren Sie die genannten Gefühle:

....

....

....

....

Subjektive Einheiten der Belastung mithilfe des SUD-Wertes
»Wenn Sie jetzt an [*nennen Sie den Flashforward*] denken, zusammen mit dem Satz [*nennen Sie die negative Kognition*], wie belastend fühlt es sich jetzt an von 0 = neutral bis 10 = maximal vorstellbare Belastung?«

SUD-Wert: ....

Ort im Körper, wo die Belastung spürbar ist
»Wo im Körper spüren Sie jetzt die Belastung?«

....

....

Phase 4: Phase des Reprozessierens / Verarbeitens

»Bitte denken Sie jetzt an [*nennen Sie den Flashforward*] zusammen mit dem Satz [*nennen Sie die negative Kognition*] und achten Sie auf die Belastung in / im [*nennen Sie die relevanten Körperregionen*] und achten Sie auf das Licht des Lichtbalkens.«

Machen Sie visuelle Stimulationen [*20- bis 30-mal die Augen hin- und herbewegen = 1 Set*], und fragen Sie die Patient:innen nach einem Set: »Bitte ausblenden, was auf dem inneren Schirm ist und durchatmen. Was ist jetzt da?«

Es geht weiter mit den Worten: »Bleiben Sie dabei« und stimulieren Sie weiter. Gehen Sie nach zwei neutralen oder positiven Rückmeldungen zurück zur ursprünglichen Erinnerung mit den Worten: »Wenn Sie jetzt an den Flashforward zurückdenken, was ist dann da?«

Notieren Sie sich das Genannte:

....

....

....

....

EMDR-Ablaufschema und Flashforward-Prozedur bei komplexer Traumatisierung

»Wie belastend fühlt es sich jetzt an von 0 = neutral bis 10 = maximal vorstellbare Belastung?«

SUD-Wert: ....

Es geht weiter mit den Worten: »Bleiben Sie dabei« und stimulieren Sie weiter. Sobald die Belastung bei SUD =0 ist, gehen Sie über in die Phase 5.

Phase 5: Installations-Phase

»Stimmt der positive Satz [*nennen Sie die positive Kognition*] immer noch?«

Falls nicht, notieren Sie den neuen Satz. Ansonsten den alten Satz verwenden.

....

....

»Wenn Sie jetzt an die Reste der Situation denken, die den Flashforward ausgelöst hat, zusammen mit dem Satz [*nennen Sie den positiven Satz*], wie sehr stimmt der Satz von 1 = ganz falsch bis 7 = ganz richtig? Wo spüren Sie das im Körper?«

Notieren Sie den VoC-Wert und die genannte Körperregion:

....

....

Führen Sie mindestens zwei Sets an Stimulationen zum Verankern der positiven Kognition durch, fragen Sie nach einem Set: »Wie ist es jetzt?« Stimulieren Sie optimalerweise bis zu einem VoC von 7.

Phase 6: Körpertest

»Bitte denken Sie jetzt an die Reste der Situation, die den Flashforward ausgelöst hat, zusammen mit dem Satz [*nennen Sie die positive Kognition*], gehen Sie bitte durch Ihren ganzen Körper und sagen Sie mir, wo Sie etwas spüren, angenehme oder unangenehme Empfindungen.«

- Unangenehme Körperempfindungen können durch ein Set schneller Stimulationen verarbeitet werden.
- Angenehme Körperempfindungen können durch ein Set langsamer Stimulationen verankert werden.

EMDR-Ablaufschema und Flashforward-Prozedur bei komplexer Traumatisierung

Schritt 2 der Flashforward-Prozedur

Durchführung des Video-Scans

»Jetzt möchte ich Sie bitten, sich vorzustellen, wie Sie in der Zukunft konfrontiert sind mit dem Objekt oder der Situation [*Auslöser bezüglich. traumatischer Erlebnisse etc.*]. Schließen Sie bitte Ihre Augen und spielen innerlich einen Film ab, wie das passiert, vom Anfang bis zum Ende. Stellen Sie sich sich selbst vor, wie Sie dabei mögliche Herausforderungen bewältigen, denen Sie dabei begegnen. Nehmen Sie wahr, was Sie sehen, denken, fühlen und was ihr Körper erlebt. Während Sie diesen Film abspielen, lassen Sie mich bitte wissen, ob Sie auf Blockaden treffen. Wenn das der Fall ist, bitte die Augen öffnen und mir Bescheid geben. Wenn das nicht der Fall ist, bitte die Augen geschlossen lassen und mich wissen lassen, wenn Sie alles durchgespielt haben.«

Bei Blockierung folgt eine Stimulation der Blockade

Dafür wird der / die Patient:in gebeten zu sagen: »Ich kann damit umgehen.« Er / Sie spielt den Film innerlich nochmal ab, die positive Kognition wird stimuliert. Der / Die Patient:in sagt sich dann: »Ich kann damit umgehen.«.

Leiten Sie dies folgendermaßen an: »Spielen Sie den Film bitte nochmal von Anfang bis Ende ab und sagen Sie zu sich selbst: ›Ich kann damit umgehen‹, fahren Sie fort.«

Phase 7: Besprechung der EMDR-Sitzung

Fragen Sie: »Wie war unsere heutige Sitzung für Sie?« Melden Sie zurück, was Ihnen im Verarbeitungsprozess aufgefallen ist. Bitte Sie Ihre Patient:innen, etwaiges Material (Gedanken, Gefühle, ect.), das nach der Sitzung auftaucht, aufzuschreiben und zur nächsten Sitzung mitzubringen. Vereinbaren Sie mit Ihren Patient:innen, wie Sie erreichbar sind, falls bis zur nächsten Sitzung sehr belastendes Material nachprozessiert wurde.

Phase 8: Evaluation

Fragen Sie zu Beginn der nächsten Sitzung, wie hoch die Belastung des zuletzt bearbeiteten Targets ist von 0 = »neutral« bis 10 = »maximal vorstellbare Belastung«. Fragen Sie, ob belastendes Material nachprozessiert wurde. Wenn ja, bzw. wenn es eine Restbelastung gibt, hiermit die EMDR-Stimulation fortsetzen (s. Phase 3).

EMDR-Ablaufschema und Flashforward-Prozedur bei dissoziativer Identitätsstörung

Eine dissoziative Persönlichkeitsstörung zeigt sich durch verschiedene Identitäten, die sich seit der Kindheit bei Betroffenen herausgebildet haben. Dies kann für die Betroffenen sehr verwirrend sein, da sie in sich Teile davon wie in einem inneren Chor wahrnehmen können, und die inneren Teile können sich auch phasenweise in einem Streit befinden und sich regelrechte innere Schlachten liefern. Verwirrend kann auch sein, wenn Teile zu unterschiedlichen Zeiten das Ruder übernehmen – ohne das Wissen anderer Teile – und sich Betroffene fragen, wann sie denn etwas aufgeräumt oder gekocht haben und sie sich nicht daran erinnern können.

Diese Persönlichkeitsarchitektur kann sich gebildet haben, um anlässlich einer frühen Traumatisierung Persönlichkeitsteile zu schützen. So können bei einer Traumatisierung anwesende Teile unter einer Posttraumatischen Belastungsstörung leiden, bestehend aus drei Symptomgruppen: Wiedererleben, Vermeidung und erhöhte Erregung des Nervensystems; während andere Teile geschützt wurden und während des Traumas quasi nicht anwesend waren. Es wird berichtet, dass Persönlichkeitsspaltungen von Täter:innen durch grausame Taten bewusst erzeugt werden, um Opfer zu programmieren und für Aufgaben, zum Beispiel in Kulten, abzurichten. Das bedeutet, dass Betroffene durch das erzwungene Ausführen grausamer Taten eine in mehrere Teile gespaltete Persönlichkeit entwickelt haben mit einer inneren Struktur, bei der es einen anscheinend normalen Persönlichkeitsanteil (genannt ANP), der kein Wissen von traumatischen Ereignissen hat, im Gegensatz zu verschiedenen anderen Persönlichkeitsteilen, sie zum Beispiel die emotionale Last traumatischer Erlebnisse tragen (daher emotionale Persönlichkeit genannt, abgekürzt EP). Auch kann es Persönlichkeitsanteile geben, die eher flach sind, ggf eine Beobachterposition innehaben, weiterhin Wächterpersönlichkeitsanteile, die Täterintrojekte darstellen können und Therapien nicht erlauben, und es kann kindliche Anteile geben mit einer erheblichen Zeitgitterstörung, die noch nicht im Hier und Jetzt angekommen sind.

In der Diagnostik und in der weiteren therapeutischen Arbeit eignen sich Arbeitsblätter zur Teilearbeit wie z. B. von Peichl (s. Arbeitsmaterial auf seiner Website www.jochen-peichl.de), in der Betroffene notieren können, welche Teile sie von sich kennen, wie alt diese sind, welches Geschlecht diese haben usw. Auf Erfahrungen basierend sind verschiedene Persönlichkeitsanteile deutlich wahrnehmbar durch unterschiedliche Stimmen (auch wegen unterschiedlichen Alter von Kindern bis zu Erwachsenen) und Handschriften.

Auch kann es hilfreich sein, in einer Art Soziogramm zu notieren, welche Teile mehr zusammengehören als andere und welche Teile ggf. weit von anderen entfernt sind. Auch können sogenannte Wächter-Anteile identifiziert werden, die von Täter:innen installiert wurden, um einen Ausbruch der Opfer aus Kult-Strukturen zu verhindern.

Geeignete Ereignisse zum Einstieg in die Bearbeitung mit EMDR können zuletzt erlebte Belastungen als Erwachsene sein wie z. B. Arztbesuche, bei denen die Untersuchungen belastend sind, oder Konflikte im Erwachsenenalter, bevor Traumatisierungen aus Kindheit und Jugend bearbeitet werden.

EMDR-Ablaufschema und Flashforward-Prozedur bei dissoziativer Identitätsstörung

Fallbeispiel

Melanie hat der ambulanten Psychotherapie per E-Mail geschrieben, sie suche einen ambulanten Psychotherapieplatz wegen Traumatisierung. Sie kommt in die ambulante Psychotherapie und berichtet davon gar nichts, es findet Smalltalk statt. Nachdem die Therapeutin den Fall ihrem Supervisor vorgestellt hat, sagt dieser, dass die Patientin dissoziativ sei, und die Therapeutin solle sie machen lassen. Nach und nach, mit deutlich unterscheidbaren Stimmen und Altersstufen, von Kind über Teenager bis zur Erwachsenen, berichtet Melanie von sexuellem Missbrauch durch Vater, Bruder und Onkel sowie vom Priester. Auch ihre Mutter würde es nicht anders kennen. Als Jugendliche sei sie Ritualen zur Teufelsaustreibung unterzogen worden, an die sie sich nur dunkel erinnere. Sie habe als Teenager auch ein Kind geboren, von dessen Verbleib sie nichts wisse. Das Baby sei vom Onkel gewesen sei. Weiterhin erinnert sie, dass sie und andere Kinder zu einem Ort gebracht worden seien, wo sie Urlauber getroffen hätten. Dazu malt Melanie in dissoziativen Zuständen Bilder, z. B. von im Kreis stehenden Männern mit erigierten Penissen. Melanie möchte belastende Erinnerungen an den sexuellen Missbrauch, vor allem Albträume mit ekelhaften Gefühlen, loswerden, dann sei ihr übel und sie müsse sich übergeben. Obwohl Melanie sagt, dass sie garantiert keinen Kontakt mehr zu ihrer Ursprungsfamilie habe, zeigt ein Blick auf die Anrufliste ihres Handys, dass Telefonate mit ihren Geschwistern stattfinden.

Sie können die ermittelten Targets (oder auch »Bearbeitungsziele«) im Arbeitsblatt AB 1 »Das AIP-Modell – der dreigliedrige EMDR-Ansatz« mit dem dreigliedrigen Ansatz des AIP-Modells einsortieren und notieren. Im nachfolgenden finden Sie in diesem Modell die ermittelten Targets des Fallbeispiels und generelle Beispiele für dieses Störungsbild.

Wichtig

Die Traumabearbeitung sollte erst bei ausreichender Stabilität erfolgen, nachdem ggf. ein Dissoziationsstopp geübt wurde (z. B. mit dem CIPOS-Protokoll) und nachdem Sicherungstechniken wie Tresor und Sicherer Ort eingeübt wurden und sich zeigte, dass eine ausreichende Emotionsregulation vorhanden ist, was bedeutet, dass es keine Selbstverletzungen gibt und keine suizidalen Verhaltensweisen. Für Betroffene mit dissoziativer Identitätsstörung sollte geklärt sein, ob es noch Kontakt zum Kult gibt und ob innere Wächteranteile mit einer Therapie einverstanden sind. Kontakt zum Kult sollte nachweislich nicht mehr bestehen, auch damit kein psychotherapeutisches Wissen in einem Kult missbraucht werden kann.

Vor einer Anwendung von EMDR sollte eine Phase erfolgen, in der die inneren Anteile erfasst werden, wie sie zueinander stehen und welche inneren Konflikte der Teile es miteinander gibt. So kann es vorkommen, dass aggressive Anteile kindlichen Anteilen Schaden zufügen. Hier sollte eine Anleitung erfolgen, inneren Anteilen die Lage zu erklären, mehr innere Transparenz zu schaffen und durch Verhandlungen eine friedlichere Lage zwischen den verschiedenen Anteilen zu erzielen.

Bei jahrelang erfolgten Traumatisierungen fällt es Patient:innen oft schwer, *ein* Ereignis zu nennen, das traumatisierend war. Vielmehr handelt es sich um Themenwolken, die in der Diagnostik erfasst werden. Targets bilden dann typische Ereignisse aus der Themenwolke oder auch die schlimmsten Ereignisse, die zum Thema passiert sind.

EMDR-Ablaufschema und Flashforward-Prozedur bei dissoziativer Identitätsstörung

Dreizackiger Bearbeitungsansatz von EMDR

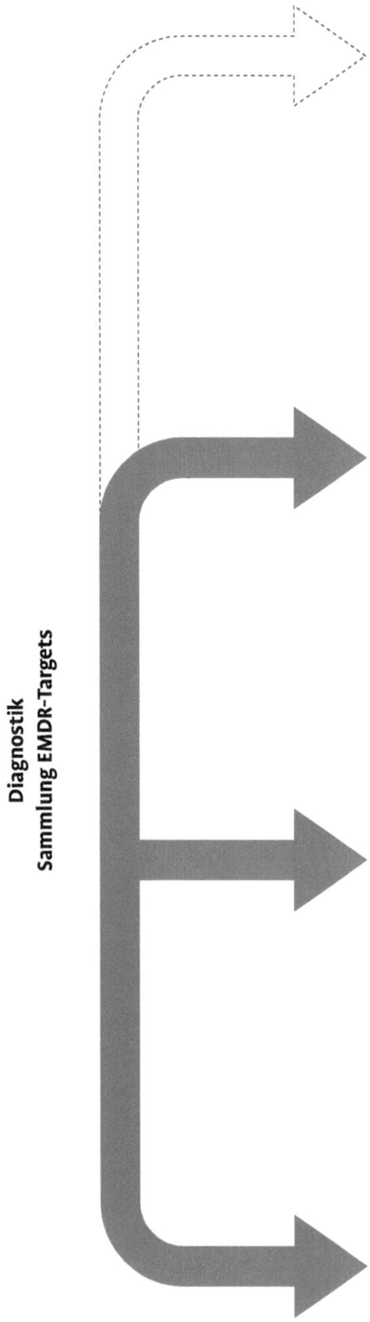

transgenerational

Im Fallbeispiel sexueller Missbrauch von Verwandten durch Verwandte (z. B. in einem Kult)

Vergangenheit

Erlebte Belastungen, die noch nicht verarbeitet wurden:

- Gewalterfahrungen
- Sexueller Missbrauch
- Ggf. Anleitung zur Gewalt gegen andere in einem Kult

Gegenwart

- Trigger bzgl. Traumatisierungen, ggf. mit Wechsel der Identität
- Albträume

Zukunft / Flashforwards

Welche Horrorvorstellungen gibt es, was passieren könnte?

Angst vor traumabezogenen Inhalten und Erfahrungen

EMDR-Ablaufschema und Flashforward-Prozedur bei dissoziativer Identitätsstörung

Ablaufschema

Nach der Diagnostik (Phase 1) und Stabilisierung (Phase 2) folgt das störungsspezifische Ablaufschema (ab Phase 3).

Phase 3: Auswahlphase

Vergangene Belastung, Auswahl eines Targets

Tipp

Empfohlen wird die Auswahl eines Targets nach der chronologischen Reihenfolge aus dem AB 1 »Das AIP-Modell – der dreigliedrige EMDR-Ansatz« und berücksichtigt werden sollte bei jahrelanger Traumatisierung, die zu einer dissoziativen Identitätsstörung führte, dass aus einer Themenwolke ein typisches Ereignis ausgewählt werden kann. Überlegt werden sollte die Anwendung des umgekehrten Standard-Protokolls, d. h. mit einem Ereignis zu arbeiten, das als letztes erlebt wurde, und sich von der jüngeren in die spätere Vergangenheit vorzuarbeiten.

Sagen Sie folgende einleitende Informationen zu den Patient:innen:

»Wir werden heute die ausgewählte Erinnerung bearbeiten. Dabei werde ich Sie zwischendurch fragen, was jetzt gerade bei Ihnen da ist. Beobachten Sie einfach, was während der Stimulation auf Ihrem inneren Schirm erscheint. Das können Bilder, Gefühle, Gedanken oder Körperempfindungen sein, und manchmal ist auch nichts da. Wenn etwas wider Erwarten unerträglich sein sollte, können Sie die Stimulation stoppen, indem Sie die Hand heben. Bitte machen Sie das jetzt mal! – Möchten Sie eine Distanzierungsmetapher nutzen? Sie können sich das, was Ihnen auf den inneren Schirm kommt, z. B. auch wie auf einem Tablet vorstellen, wenn Sie möchten.«

Negative Kognition

»Wenn Sie jetzt an [*nennen Sie das Ereignis*] denken, welcher negative Satz in Ich-Form fällt Ihnen dazu ein?«

Tipp

Der Satz sollte den GEMPIT-Regeln (Logie, 2015) entsprechen, d. h. er sollte verallgemeinerbar sein (engl. **g**eneralizable), emotional (engl. **e**motional), in Ich-Form sein (engl. **me**), in der Gegenwartsform formuliert sein (engl. **p**resent), irrational sein (engl. **i**rrational) und in Verbindung mit dem Trauma (engl. **t**rauma) stehen. (Im Englischen ergeben die Anfangsbuchstaben das Akronym GEMPIT.)

Geeignete Aussage der Patient:innen hier eintragen:

....

....

EMDR-Ablaufschema und Flashforward-Prozedur bei dissoziativer Identitätsstörung

Positive Kognition
»Wenn die Verarbeitung erfolgreich erfolgte, was möchten Sie gern über sich denken an Stelle von [*negative Kognition*]?«

Geeignete Aussage der Patient:innen hier eintragen:

....

....

Wichtig

Wichtig ist, dass die Sätze aus der gleichen thematischen Domäne sind (Sicherheit, Verantwortung, Selbstwert oder Wahlmöglichkeiten).

Validität der Kognition
»Wenn Sie jetzt an [*nennen Sie das belastende Ereignis*] denken, wie sehr stimmt [*nennen Sie die positive Kognition*] von 1 = ganz falsch bis 7 = ganz richtig?«

Schreiben Sie den genannten VoC-Wert auf.

VoC = ...

Emotionen
»Wenn Sie jetzt an [*nennen Sie das belastende Ereignis*] denken, zusammen mit dem Satz [*nennen Sie die negative Kognition*], welche Gefühle kommen jetzt auf?«

Notieren Sie die beschriebenen Gefühle:

....

....

Subjektive Einheiten der Belastung
»Wenn Sie jetzt an [*nennen Sie das belastende Ereignis*] denken, zusammen mit dem Satz [*nennen Sie die negative Kognition*], wie belastend fühlt es sich jetzt an von 0 = neutral bis 10 = maximal vorstellbare Belastung?«

Notieren Sie den genannten SUD-Wert.

SUD-Wert: ....

Ort im Körper, wo die Belastung spürbar ist
»Wo im Körper spüren Sie jetzt die Belastung?«

EMDR-Ablaufschema und Flashforward-Prozedur bei dissoziativer Identitätsstörung

Notieren Sie die genannten Körperstellen:

....

....

Phase 4: Phase des Reprozessierens / Verarbeitens

»Bitte denken Sie jetzt an [*nennen Sie das belastende Ereignis*] zusammen mit dem Satz [*nennen Sie die negative Kognition*] und achten Sie auf die Belastung in / im [*nennen Sie die relevanten Körperregionen*] und achten Sie auf das Licht des Lichtbalkens.«

Machen Sie nun die visuellen Stimulationen [*20- bis 30-mal die Augen hin- und herbewegen = 1 Set*] und fragen Sie die Patient:innen nach einem durchgeführten Set: »Bitte ausblenden, was auf dem inneren Schirm ist und durchatmen.Was ist jetzt da?«

Es geht weiter mit den Worten: »Bleiben Sie dabei.« Und stimulieren Sie weiter.

Gehen Sie nach zwei neutralen oder positiven Rückmeldungen zurück zur ursprünglichen Erinnerung mit den Worten: »Wenn Sie jetzt an das ursprüngliche Ereignis zurückdenken, was ist dann da?«

Notieren Sie das, was beschrieben wird:

....

....

Sollte eindeutig erkennbar sein, dass das zurückgemeldete Material belastend ist, machen Sie weiter mit den Worten »Bleiben Sie dabei« und stimulieren Sie weiter. Sollte nicht ganz klar sein, ob die geschilderter Rückmeldung belastend, neutral oder angenehm ist, fragen Sie nach:

»Wie belastend fühlt es sich jetzt an von 0 = neutral bis 10 = maximal vorstellbare Belastung?«

Notieren Sie den genannten SUD-Wert:..................

Es geht weiter mit den Worten: »Bleiben Sie dabei.« Und stimulieren Sie weiter. Sobald die Belastung bei SUD = 0 ist, gehen Sie über in die Phase 5.

Phase 5: Installations-Phase

»Stimmt der positive Satz [*nennen Sie die positive Kognition*] immer noch?«

Falls nicht, notieren Sie den neuen Satz. Ansonsten den alten Satz verwenden:

....

....

»Wenn Sie jetzt an die Reste der Erinnerung denken zusammen mit dem Satz [*nennen Sie den positiven Satz*], wie sehr stimmt der Satz von 1 = ganz falsch bis 7 = ganz richtig? – Wo spüren Sie das im Körper?«

EMDR-Ablaufschema und Flashforward-Prozedur bei dissoziativer Identitätsstörung

Notieren Sie den VoC-Wert und die Körperregion:

VoC-Wert: ....

Körperregion: ....

Führen Sie mindestens zwei Sets an Stimulationen zum Verankern der positiven Kognition durch, fragen Sie nach einem Set: »Wie ist es jetzt?« Stimulieren Sie optimalerweise bis zu einem VoC-Wert von 7.

Phase 6: Körpertest

»Bitte denken Sie jetzt an die Reste der Erinnerung, zusammen mit dem Satz [*nennen Sie die positive Kognition*], gehen Sie bitte durch Ihren ganzen Körper und sagen Sie mir, wo Sie etwas spüren, angenehme oder unangenehme Empfindungen.«

- Unangenehme Körperempfindungen können durch ein Set schneller Stimulationen verarbeitet werden.
- Angenehme Körperempfindungen können durch ein Set langsamer Stimulationen verankert werden.

Phase 7: Nachbesprechung der EMDR-Sitzung

»Wie war unsere heutige Sitzung für Sie?«

Melden Sie zurück, was Ihnen im Verarbeitungsprozess aufgefallen ist. Bitten Sie Ihre Patient:innen, etwaig auftauchendes Material nach der Sitzung aufzuschreiben und zur nächsten Sitzung mitzubringen. Vereinbaren Sie mit Ihren Patient:innen, wie Sie erreichbar sind, falls bis zur nächsten Sitzung sehr belastendes Material nachprozessiert wird.

Phase 8: Evaluation

Fragen Sie zu Beginn der nächsten Sitzung, wie hoch die Belastung des zuletzt bearbeiteten Targets ist (von 0 = neutral bis 10 = maximal der vorstellbaren Belastung). Fragen Sie, ob belastendes Material nachprozessiert wurde. Wenn ja, bzw. wenn es eine Restbelastung gibt, hiermit die EMDR-Stimulation fortsetzen (s. Phase 3).

Wenn Sie die vergangenen Belastungen und Trigger erfolgreich bearbeitet haben und die Belastung auf der SUD-Skala (SUD für »Subjective Units of Disturbance«) auf 0 gesunken ist, können Sie in weiteren Sitzungen die Flashforwards bearbeiten, sofern diese noch belastend sind.

EMDR-Ablaufschema und Flashforward-Prozedur bei dissoziativer Identitätsstörung

Flashforward-Prozedur

Die Flashforward-Prozedur besteht aus zwei Schritten. Der erste Schritt entspricht einer neuen Phase 3, und zwar mit dem Flashforward. Der zweite Schritt umfasst einen Videoscan nach der Phase 6.

Schritt 1 der Flashforward-Prozedur

(1) Katastrophales Ereignis identifizieren: »Was könnte schiefgehen, wenn Sie [...] machen? Wenn sie z. B. einen furchtbaren Alptraum darüber hätten ...«
(2) Dem Ereignis bis zum ultimativen Abschluss folgen. Fragen Sie: »Was wäre das Schlimmste daran?«
(3) So lange fragen, bis es keine neue Antwort gibt oder nichts Schlimmeres vorgestellt werden kann. Fragen Sie weiter: »Was wäre daran so schlimm für Sie? Was wäre das Schlimmste daran?«
Ein detailliertes Bild des Flashforwards machen (detailliertes Standbild, enthält katastrophale Elemente für die Zukunft, kontextspezifisch und bezugnehmend auf die Symptome des/der Patient:in; es ist intrusiv und verstörend). Fragen Sie: »Wie genau würde das aussehen?«
(4) Negative Kognition und positive Kognition notieren. Meist handelt es sich dabei um »ich bin hilflos« vs. »ich kann etwas tun / habe Kontrolle«.

Flashforward

....

....

Negative Kognition

....

Positive Kognition

....

> **Wichtig**
>
> Wichtig ist, dass die Sätze aus der gleichen thematischen Domäne sind (Sicherheit, Verantwortung, Selbstwert oder Wahlmöglichkeiten).

Validität der Kognition (VoC-Wert)
»Wenn Sie jetzt an [*nennen Sie den Flashforward*] denken, wie sehr stimmt [*nennen Sie die positive Kognition*] von 1 = ganz falsch bis 7 = ganz richtig?«

VoC-Wert: ....

Emotionen
»Wenn Sie jetzt an [*nennen Sie den Flashforward*] denken, zusammen mit dem Satz [*nennen Sie die negative Kognition*], welche Gefühle kommen jetzt auf?«

EMDR-Ablaufschema und Flashforward-Prozedur bei dissoziativer Identitätsstörung

Notieren Sie die genannten Gefühle:

....

....

....

....

Subjektive Einheiten der Belastung mithilfe des SUD-Wertes
»Wenn Sie jetzt an [*nennen Sie den Flashforward*] denken, zusammen mit dem Satz [*nennen Sie die negative Kognition*], wie belastend fühlt es sich jetzt an von 0 = neutral bis 10 = maximal vorstellbare Belastung?«

SUD-Wert: ....

Ort im Körper, wo die Belastung spürbar ist
»Wo im Körper spüren Sie jetzt die Belastung?«

....

....

Phase 4: Phase des Reprozessierens / Verarbeitens

»Bitte denken Sie jetzt an [*nennen Sie den Flashforward*] zusammen mit dem Satz [*nennen Sie die negative Kognition*] und achten Sie auf die Belastung in / im [*nennen Sie die relevanten Körperregionen*] und achten Sie auf das Licht des Lichtbalkens.«

Machen Sie visuelle Stimulationen [*20- bis 30-mal die Augen hin- und herbewegen = 1 Set*], und fragen Sie die Patient:innen nach einem Set: »Bitte ausblenden, was auf dem inneren Schirm ist und durchatmen.Was ist jetzt da?«

Es geht weiter mit den Worten: »Bleiben Sie dabei« und stimulieren Sie weiter. Gehen Sie nach zwei neutralen oder positiven Rückmeldungen zurück zur ursprünglichen Erinnerung mit den Worten: »Wenn Sie jetzt an den Flashforward zurückdenken, was ist dann da?«

Notieren Sie sich das Genannte:

....

....

....

....

EMDR-Ablaufschema und Flashforward-Prozedur bei dissoziativer Identitätsstörung

»Wie belastend fühlt es sich jetzt an von 0 = neutral bis 10 = maximal vorstellbare Belastung?«

SUD-Wert: ....

Es geht weiter mit den Worten: »Bleiben Sie dabei« und stimulieren Sie weiter. Sobald die Belastung bei SUD =0 ist, gehen Sie über in die Phase 5.

Phase 5: Installations-Phase

»Stimmt der positive Satz [*nennen Sie die positive Kognition*] immer noch?«

Falls nicht, notieren Sie den neuen Satz. Ansonsten den alten Satz verwenden.

....

....

»Wenn Sie jetzt an die Reste der Situation denken, die den Flashforward ausgelöst hat, zusammen mit dem Satz [*nennen Sie den positiven Satz*], wie sehr stimmt der Satz von 1 = ganz falsch bis 7 = ganz richtig? Wo spüren Sie das im Körper?«

Notieren Sie den VoC-Wert und die genannte Körperregion:

....

....

Führen Sie mindestens zwei Sets an Stimulationen zum Verankern der positiven Kognition durch, fragen Sie nach einem Set: »Wie ist es jetzt?« Stimulieren Sie optimalerweise bis zu einem VoC von 7.

Phase 6: Körpertest

»Bitte denken Sie jetzt an die Reste der Situation, die den Flashforward ausgelöst hat, zusammen mit dem Satz [*nennen Sie die positive Kognition*], gehen Sie bitte durch Ihren ganzen Körper und sagen Sie mir, wo Sie etwas spüren, angenehme oder unangenehme Empfindungen.«

- Unangenehme Körperempfindungen können durch ein Set schneller Stimulationen verarbeitet werden.
- Angenehme Körperempfindungen können durch ein Set langsamer Stimulationen verankert werden.

EMDR-Ablaufschema und Flashforward-Prozedur bei dissoziativer Identitätsstörung

Schritt 2 der Flashforward-Prozedur

Durchführung des Video-Scans
»Jetzt möchte ich Sie bitten, sich vorzustellen, wie Sie in der Zukunft konfrontiert sind mit dem Objekt oder der Situation [*Auslöser im Zusammenhang mit traumatischen Erlebnissne etc.*]. Schließen Sie bitte Ihre Augen und spielen innerlich einen Film ab, wie das passiert, vom Anfang bis zum Ende. Stellen Sie sich sich selbst vor, wie Sie dabei mögliche Herausforderungen bewältigen, denen Sie dabei begegnen. Nehmen Sie wahr, was Sie sehen, denken, fühlen und was ihr Körper erlebt. Während Sie diesen Film abspielen, lassen Sie mich bitte wissen, ob Sie auf Blockaden treffen. Wenn das der Fall ist, bitte die Augen öffnen und mir Bescheid geben. Wenn das nicht der Fall ist, bitte die Augen geschlossen lassen und mich wissen lassen, wenn Sie alles durchgespielt haben.«

Bei Blockierung folgt eine Stimulation der Blockade
Dafür wird der / die Patient:in gebeten zu sagen: »Ich kann damit umgehen.« Er / Sie spielt den Film innerlich nochmal ab, die positive Kognition wird stimuliert. Der / Die Patient:in sagt sich dann: »Ich kann damit umgehen.«.

Leiten Sie dies folgendermaßen an: »Spielen Sie den Film bitte nochmal von Anfang bis Ende ab und sagen Sie zu sich selbst: ›Ich kann damit umgehen‹, fahren Sie fort.«

Phase 7: Besprechung der EMDR-Sitzung

Fragen Sie: »Wie war unsere heutige Sitzung für Sie?« Melden Sie zurück, was Ihnen im Verarbeitungsprozess aufgefallen ist. Bitte Sie Ihre Patient:innen, etwaiges Material (Gedanken, Gefühle, ect.), das nach der Sitzung auftaucht, aufzuschreiben und zur nächsten Sitzung mitzubringen. Vereinbaren Sie mit Ihren Patient:innen, wie Sie erreichbar sind, falls bis zur nächsten Sitzung sehr belastendes Material nachprozessiert wurde.

Phase 8: Evaluation

Fragen Sie zu Beginn der nächsten Sitzung, wie hoch die Belastung des zuletzt bearbeiteten Targets ist von 0 = »neutral« bis 10 = »maximal vorstellbare Belastung«. Fragen Sie, ob belastendes Material nachprozessiert wurde. Wenn ja, bzw. wenn es eine Restbelastung gibt, hiermit die EMDR-Stimulation fortsetzen (s. Phase 3).

EMDR-Ablaufschema und Flashforward-Prozedur bei Panikstörung

Aus EMDR-Sicht leiden Panikpatient:innen zum einen an traumatische Erinnerungen an Panikanfälle in der Vergangenheit, zum anderen an der Befürchtung, wieder eine Panikattacke zu bekommen, ausgelöst durch die Befürchtung, einen Herzinfarkt, Schlaganfall o.ä. zu bekommen und daran zu versterben. Trigger haben den Aufschaukelungsprozess zur Folge, der wieder zu einer Panikattacke führt. Bei dieser Horrorvorstellung handelt es sich um einen Flashforward.

Fallbeispiel

Stefanie hatte eine sorgenvolle Phase hinter sich, da ihre betagten Eltern beide nacheinander chronisch erkrankt waren. Stefanie macht die Vorstellung Angst, dass ihre beiden Eltern versterben würden. Sie hatte eine ausgesprochene Angst vor dem Tod und sah sich selbst als Sonnenkind, das nur die positiven Seiten des Lebens wünschte und akzeptierte. In stressigen Lebensphasen wie z. B. im Rahmen ihrer Wochenendbeziehung mit ihrem Ehemann, wenn sie sich neben ihrer Berufstätigkeit allein um Haus und Kinder kümmern musste, geriet Stefanie in einen Aufschaukelungsprozess der Panik: An einem heißen Tag wartete sie im Auto auf ihren Sohn, den sie zum Musikunterricht gebracht hatte. Sie geriet in Atemnot, dann in Panik, und aus Angst vor einem Herzinfarkt rief sie den Notarzt und wurde mit dem Krankenwagen in die Uniklinik abtransportiert. Im Rettungswagen galt ihr letzter Blick ihrem Sohn, der aus dem Musikunterricht gekommen war und von einer anderen Mutter in Obhut genommen wurde. In der Klinik angekommen, konnten keine körperlichen Probleme festgestellt werden. Fortan hatte Stefanie die Befürchtung, wieder eine Panikattacke zu bekommen, die einen Herzinfarkt zur Folge hätte und an dem sie versterben könnte.

Sie können die ermittelten Targets (oder auch »Bearbeitungsziele«) im Arbeitsblatt AB 1 »Das AIP-Modell – der dreigliedrige EMDR-Ansatz« mit dem dreigliedrigen Ansatz des AIP-Modells einsortieren und notieren. Im nachfolgenden finden Sie in diesem Modell die ermittelten Targets des Fallbeispiels und generelle Beispiele für dieses Störungsbild.

EMDR-Ablaufschema und Flashforward-Prozedur bei Panikstörung

Dreizackiger Bearbeitungsansatz von EMDR

Diagnostik
Sammlung EMDR-Targets

transgenerational

Für den Fall, dass Modelllernen eine Rolle spielt: Was erinnert der/die Patient:in von einer Situation, in der z. B. ein Familienmitglied Paniksymptome zeigte? Welche transgenerationalen Belastungen spielen möglicherweise bei der Entstehung der Beschwerden eine Rolle?

Vergangenheit

Erlebte Belastungen, die noch nicht verarbeitet wurden, im Fallbeispiel:

- Chronische Erkrankungen der alten Eltern
- Wochenendehe, unter der Woche alleinerziehend
- Mehrere Panikattacken
- Mit dem Rettungswagen in die Klinik gefahren worden
- Todesangst

Gegenwart

Situationen, die die Panik antriggern, beispielsweise

- Atemnot
- Hitzeschauer, Kälteschauer
- Zittern/Beben
- Engegefühle in der Brust oder im Hals
- Gefühle des Losgelöstseins
- Gedanken, in Gefahr zu sein
- Todesangst

Zukunft/Flashforwards

Welche Horrorvorstellungen gibt es, was passieren könnte?

- Panikattacke
- Versterben an einem Herzinfarkt oder einem Schlaganfall

EMDR-Ablaufschema und Flashforward-Prozedur bei Panikstörung

Ablaufschema

Nach der Diagnostik (Phase 1) und Stabilisierung (Phase 2) folgt das störungsspezifische Ablaufschema (ab Phase 3).

Phase 3: Auswahlphase

Vergangene Belastung, Auswahl eines Targets

> **Tipp**
>
> Empfohlen wird die Auswahl eines Targets nach der chronologischen Reihenfolge AB 1 »Das AIP-Modell – der dreigliedrige EMDR-Ansatz«.

»Wir werden heute die ausgewählte Erinnerung bearbeiten. Dabei werde ich Sie zwischendurch fragen, was jetzt gerade bei Ihnen da ist. Beobachten Sie einfach, was während der Stimulation auf Ihrem inneren Schirm erscheint. Das können Bilder, Gefühle, Gedanken oder Körperempfindungen sein, und manchmal ist auch nichts da. Wenn etwas wider Erwarten unerträglich sein sollte, können Sie die Stimulation stoppen, indem Sie die Hand heben. Bitte machen Sie das jetzt mal! – Möchten Sie eine Distanzierungsmetapher nutzen? Sie können sich das, was Ihnen auf den inneren Schirm kommt, z. B. auch wie auf einem Tablet vorstellen, wenn Sie möchten.«

Negative Kognition
»Wenn Sie jetzt an [*nennen Sie das Ereignis*] denken, welcher negative Satz in Ich-Form fällt Ihnen dazu ein?«

> **Tipp**
>
> Der Satz sollte den GEMPIT-Regeln (Logie, 2015) entsprechen, d. h. er sollte verallgemeinerbar sein (engl. **g**eneralizable), emotional (engl. **e**motional), in Ich-Form sein (engl. **me**), in der Gegenwartsform formuliert sein (engl. **p**resent), irrational sein (engl. **i**rrational) und in Verbindung mit dem Trauma (engl. **t**rauma) stehen. (Im Englischen ergeben die Anfangsbuchstaben das Akronym GEMPIT.)

Geeignete Aussage der Patient:innen hier eintragen:

....

....

Positive Kognition
»Wenn die Verarbeitung erfolgreich erfolgte, was möchten Sie gern über sich denken an Stelle von [*negative Kognition*]?«

EMDR-Ablaufschema und Flashforward-Prozedur bei Panikstörung

Geeignete Aussage der Patient:innen hier eintragen:

....

....

Wichtig

Wichtig ist, dass die Sätze aus der gleichen thematischen Domäne sind (Sicherheit, Verantwortung, Selbstwert oder Wahlmöglichkeiten).

Validität der Kognition
»Wenn Sie jetzt an [*nennen Sie das belastende Ereignis*] denken, wie sehr stimmt [*nennen Sie die positive Kognition*] von 1 = ganz falsch bis 7 = ganz richtig?«

Schreiben Sie den genannten VoC-Wert auf.

VoC = ...

Emotionen
»Wenn Sie jetzt an [*nennen Sie das belastende Ereignis*] denken, zusammen mit dem Satz [*nennen Sie die negative Kognition*], welche Gefühle kommen jetzt auf?«

Notieren Sie die beschriebenen Gefühle:

....

....

Subjektive Einheiten der Belastung
»Wenn Sie jetzt an [*nennen Sie das belastende Ereignis*] denken, zusammen mit dem Satz [*nennen Sie die negative Kognition*], wie belastend fühlt es sich jetzt an von 0 = neutral bis 10 = maximal vorstellbare Belastung?«

Notieren Sie den genannten SUD-Wert.

SUD-Wert: ....

Ort im Körper, wo die Belastung spürbar ist
»Wo im Körper spüren Sie jetzt die Belastung?«

Notieren Sie die genannten Körperstellen:

....

....

EMDR-Ablaufschema und Flashforward-Prozedur bei Panikstörung

Phase 4: Phase des Reprozessierens / Verarbeitens

»Bitte denken Sie jetzt an [*nennen Sie das belastende Ereignis*] zusammen mit dem Satz [*nennen Sie die negative Kognition*] und achten Sie auf die Belastung in / im [*nennen Sie die relevanten Körperregionen*] und achten Sie auf das Licht des Lichtbalkens.«

Machen Sie nun die visuellen Stimulationen [*20- bis 30-mal die Augen hin- und herbewegen = 1 Set*] und fragen Sie die Patient:innen nach einem durchgeführten Set: »Bitte ausblenden, was auf dem inneren Schirm ist und durchatmen. Was ist jetzt da?«

Es geht weiter mit den Worten: »Bleiben Sie dabei.« Und stimulieren Sie weiter.

Gehen Sie nach zwei neutralen oder positiven Rückmeldungen zurück zur ursprünglichen Erinnerung mit den Worten: »Wenn Sie jetzt an das ursprüngliche Ereignis zurückdenken, was ist dann da?«

Notieren Sie das, was beschrieben wird:

....

....

Sollte eindeutig erkennbar sein, dass das zurückgemeldete Material belastend ist, machen Sie weiter mit den Worten »Bleiben Sie dabei« und stimulieren Sie weiter. Sollte nicht ganz klar sein, ob die geschilderter Rückmeldung belastend, neutral oder angenehm ist, fragen Sie nach:

»Wie belastend fühlt es sich jetzt an von 0 = neutral bis 10 = maximal vorstellbare Belastung?«

Notieren Sie den genannten SUD-Wert: ....

Es geht weiter mit den Worten: »Bleiben Sie dabei.« Und stimulieren Sie weiter. Sobald die Belastung bei SUD = 0 ist, gehen Sie über in die Phase 5.

Phase 5: Installations-Phase

»Stimmt der positive Satz [*nennen Sie die positive Kognition*] immer noch?«

Falls nicht, notieren Sie den neuen Satz. Ansonsten den alten Satz verwenden:

....

....

»Wenn Sie jetzt an die Reste der Erinnerung denken zusammen mit dem Satz [*nennen Sie den positiven Satz*], wie sehr stimmt der Satz von 1 = ganz falsch bis 7 = ganz richtig? – Wo spüren Sie das im Körper?«

EMDR-Ablaufschema und Flashforward-Prozedur bei Panikstörung

Notieren Sie den VoC-Wert und die Körperregion:

VoC-Wert: ....

Körperregion: ....

Führen Sie mindestens zwei Sets an Stimulationen zum Verankern der positiven Kognition durch, fragen Sie nach einem Set: »Wie ist es jetzt?« Stimulieren Sie optimalerweise bis zu einem VoC-Wert von 7.

Phase 6: Körpertest

»Bitte denken Sie jetzt an die Reste der Erinnerung, zusammen mit dem Satz [*nennen Sie die positive Kognition*], gehen Sie bitte durch Ihren ganzen Körper und sagen Sie mir, wo Sie etwas spüren, angenehme oder unangenehme Empfindungen.«

- Unangenehme Körperempfindungen können durch ein Set schneller Stimulationen verarbeitet werden.
- Angenehme Körperempfindungen können durch ein Set langsamer Stimulationen verankert werden.

Phase 7: Nachbesprechung der EMDR-Sitzung

»Wie war unsere heutige Sitzung für Sie?«

Melden Sie zurück, was Ihnen im Verarbeitungsprozess aufgefallen ist. Bitten Sie Ihre Patient:innen, etwaig auftauchendes Material nach der Sitzung aufzuschreiben und zur nächsten Sitzung mitzubringen. Vereinbaren Sie mit Ihren Patient:innen, wie Sie erreichbar sind, falls bis zur nächsten Sitzung sehr belastendes Material nachprozessiert wird.

Phase 8: Evaluation

Fragen Sie zu Beginn der nächsten Sitzung, wie hoch die Belastung des zuletzt bearbeiteten Targets ist (von 0 = neutral bis 10 = maximal der vorstellbaren Belastung). Fragen Sie, ob belastendes Material nachprozessiert wurde. Wenn ja, bzw. wenn es eine Restbelastung gibt, hiermit die EMDR-Stimulation fortsetzen (s. Phase 3).

Wenn Sie die vergangenen Belastungen und Trigger erfolgreich bearbeitet haben und die Belastung auf der SUD-Skala (SUD für »Subjective Units of Disturbance«) auf 0 gesunken ist, können Sie in weiteren Sitzungen die Flashforwards bearbeiten, sofern diese noch belastend sind.

EMDR-Ablaufschema und Flashforward-Prozedur bei Panikstörung

Flashforward-Prozedur

Die Flashforward-Prozedur besteht aus zwei Schritten. Der erste Schritt entspricht einer neuen Phase 3, und zwar mit dem Flashforward. Der zweite Schritt umfasst einen Videoscan nach der Phase 6.

Schritt 1 der Flashforward-Prozedur

(1) Katastrophales Ereignis identifizieren: »Was könnte schiefgehen, wenn Sie [...] machen? Wenn sie z. B. einen furchtbaren Alptraum darüber hätten ...«
(2) Dem Ereignis bis zum ultimativen Abschluss folgen. Fragen Sie: »Was wäre das Schlimmste daran?«
(3) So lange fragen, bis es keine neue Antwort gibt oder nichts Schlimmeres vorgestellt werden kann. Fragen Sie weiter: »Was wäre daran so schlimm für Sie? Was wäre das Schlimmste daran?«
Ein detailliertes Bild des Flashforwards machen (detailliertes Standbild, enthält katastrophale Elemente für die Zukunft, kontextspezifisch und bezugnehmend auf die Symptome des/der Patient:in; es ist intrusiv und verstörend). Fragen Sie: »Wie genau würde das aussehen?«
(4) Negative Kognition und positive Kognition notieren. Meist handelt es sich dabei um »ich bin hilflos« vs. »ich kann etwas tun/habe Kontrolle«.

Flashforward

....

....

Negative Kognition

....

Positive Kognition

....

> **Wichtig**
>
> Wichtig ist, dass die Sätze aus der gleichen thematischen Domäne sind (Sicherheit, Verantwortung, Selbstwert oder Wahlmöglichkeiten).

Validität der Kognition (VoC-Wert)
»Wenn Sie jetzt an [*nennen Sie den Flashforward*] denken, wie sehr stimmt [*nennen Sie die positive Kognition*] von 1 = ganz falsch bis 7 = ganz richtig?«

VoC-Wert: ....

Emotionen
»Wenn Sie jetzt an [*nennen Sie den Flashforward*] denken, zusammen mit dem Satz [*nennen Sie die negative Kognition*], welche Gefühle kommen jetzt auf?«

EMDR-Ablaufschema und Flashforward-Prozedur bei Panikstörung

Notieren Sie die genannten Gefühle:

....

....

....

....

Subjektive Einheiten der Belastung mithilfe des SUD-Wertes
»Wenn Sie jetzt an [*nennen Sie den Flashforward*] denken, zusammen mit dem Satz [*nennen Sie die negative Kognition*], wie belastend fühlt es sich jetzt an von 0 = neutral bis 10 = maximal vorstellbare Belastung?«

SUD-Wert: ....

Ort im Körper, wo die Belastung spürbar ist
»Wo im Körper spüren Sie jetzt die Belastung?«

....

....

Phase 4: Phase des Reprozessierens / Verarbeitens

»Bitte denken Sie jetzt an [*nennen Sie den Flashforward*] zusammen mit dem Satz [*nennen Sie die negative Kognition*] und achten Sie auf die Belastung in / im [*nennen Sie die relevanten Körperregionen*] und achten Sie auf das Licht des Lichtbalkens.«

Machen Sie visuelle Stimulationen [*20- bis 30-mal die Augen hin- und herbewegen = 1 Set*], und fragen Sie die Patient:innen nach einem Set: »Bitte ausblenden, was auf dem inneren Schirm ist und durchatmen. Was ist jetzt da?«

Es geht weiter mit den Worten: »Bleiben Sie dabei« und stimulieren Sie weiter. Gehen Sie nach zwei neutralen oder positiven Rückmeldungen zurück zur ursprünglichen Erinnerung mit den Worten: »Wenn Sie jetzt an den Flashforward zurückdenken, was ist dann da?«

Notieren Sie sich das Genannte:

....

....

....

....

EMDR-Ablaufschema und Flashforward-Prozedur bei Panikstörung

»Wie belastend fühlt es sich jetzt an von 0 = neutral bis 10 = maximal vorstellbare Belastung?«

SUD-Wert: ....

Es geht weiter mit den Worten: »Bleiben Sie dabei« und stimulieren Sie weiter. Sobald die Belastung bei SUD =0 ist, gehen Sie über in die Phase 5.

Phase 5: Installations-Phase

»Stimmt der positive Satz [*nennen Sie die positive Kognition*] immer noch?«

Falls nicht, notieren Sie den neuen Satz. Ansonsten den alten Satz verwenden.

....

....

»Wenn Sie jetzt an die Reste der Situation denken, die den Flashforward ausgelöst hat, zusammen mit dem Satz [*nennen Sie den positiven Satz*], wie sehr stimmt der Satz von 1 = ganz falsch bis 7 = ganz richtig? Wo spüren Sie das im Körper?«

Notieren Sie den VoC-Wert und die genannte Körperregion:

....

....

Führen Sie mindestens zwei Sets an Stimulationen zum Verankern der positiven Kognition durch, fragen Sie nach einem Set: »Wie ist es jetzt?« Stimulieren Sie optimalerweise bis zu einem VoC von 7.

Phase 6: Körpertest

»Bitte denken Sie jetzt an die Reste der Situation, die den Flashforward ausgelöst hat, zusammen mit dem Satz [*nennen Sie die positive Kognition*], gehen Sie bitte durch Ihren ganzen Körper und sagen Sie mir, wo Sie etwas spüren, angenehme oder unangenehme Empfindungen.«

- Unangenehme Körperempfindungen können durch ein Set schneller Stimulationen verarbeitet werden.
- Angenehme Körperempfindungen können durch ein Set langsamer Stimulationen verankert werden.

EMDR-Ablaufschema und Flashforward-Prozedur bei Panikstörung

Schritt 2 der Flashforward-Prozedur

Durchführung des Video-Scans

»Jetzt möchte ich Sie bitten, sich vorzustellen, wie Sie in der Zukunft konfrontiert sind mit dem Objekt oder der Situation [*einer Panikattacke etc.*]. Schließen Sie bitte Ihre Augen und spielen innerlich einen Film ab, wie das passiert, vom Anfang bis zum Ende. Stellen Sie sich sich selbst vor, wie Sie dabei mögliche Herausforderungen bewältigen, denen Sie dabei begegnen. Nehmen Sie wahr, was Sie sehen, denken, fühlen und was ihr Körper erlebt. Während Sie diesen Film abspielen, lassen Sie mich bitte wissen, ob Sie auf Blockaden treffen. Wenn das der Fall ist, bitte die Augen öffnen und mir Bescheid geben. Wenn das nicht der Fall ist, bitte die Augen geschlossen lassen und mich wissen lassen, wenn Sie alles durchgespielt haben.«

Bei Blockierung folgt eine Stimulation der Blockade

Dafür wird der / die Patient:in gebeten zu sagen: »Ich kann damit umgehen.« Er / Sie spielt den Film innerlich nochmal ab, die positive Kognition wird stimuliert. Der / Die Patient:in sagt sich dann: »Ich kann damit umgehen.«.

Leiten Sie dies folgendermaßen an: »Spielen Sie den Film bitte nochmal von Anfang bis Ende ab und sagen Sie zu sich selbst: ›Ich kann damit umgehen‹, fahren Sie fort.«

Phase 7: Besprechung der EMDR-Sitzung

Fragen Sie: »Wie war unsere heutige Sitzung für Sie?« Melden Sie zurück, was Ihnen im Verarbeitungsprozess aufgefallen ist. Bitte Sie Ihre Patient:innen, etwaiges Material (Gedanken, Gefühle, ect.), das nach der Sitzung auftaucht, aufzuschreiben und zur nächsten Sitzung mitzubringen. Vereinbaren Sie mit Ihren Patient:innen, wie Sie erreichbar sind, falls bis zur nächsten Sitzung sehr belastendes Material nachprozessiert wurde.

Phase 8: Evaluation

Fragen Sie zu Beginn der nächsten Sitzung, wie hoch die Belastung des zuletzt bearbeiteten Targets ist von 0 = »neutral« bis 10 = »maximal vorstellbare Belastung«. Fragen Sie, ob belastendes Material nachprozessiert wurde. Wenn ja, bzw. wenn es eine Restbelastung gibt, hiermit die EMDR-Stimulation fortsetzen (s. Phase 3).

EMDR-Ablaufschema und Flashforward-Prozedur bei Agoraphobie

Patient:innen, die unter einer Agoraphobie leiden, verbinden das Aufsuchen von Örtlichkeiten mit der Erinnerung, dort eine Panikattacke erlitten zu haben, was die pathogene Erinnerung bildet, die es zu bearbeiten gilt. Mit der Zeit findet oftmals eine Ausweitung auf andere Örtlichkeiten statt. Der Kern der Beschwerden sind Flashforwards bezüglich einer Panikattacke, die an einer bestimmten Örtlichkeit befürchtet wird.

Fallbeispiel

Frank war seit Monaten bei der Arbeit überlastet, da er als Finanzbeamter für zwei statt einen Bezirk zuständig war. Er war bekannt dafür, Bezirke, bei denen ein Arbeitsstau entstanden war, als Troubleshooter wieder auf Vordermann zu bringen und den Arbeitsstau abzuarbeiten. Ein dritter Bezirk wurde ihm zusätzlich angetragen, was für Frank eine Belastung darstelle, der er sich nicht gewachsen sah. In dieser stressigen Situation fuhr Frank abends mit der S-Bahn nach Hause. In der S-Bahn funktionierte die Klimaanlage nicht. Frank bekam in der Enge und Hitze der S-Bahn eine Panikattacke und mied seither das Fahren mit der S-Bahn, ebenso wie mit anderen öffentlichen Verkehrsmitteln. Seine Befürchtung war, wieder eine Panikattacke zu erleiden, wenn er in einem öffentlichen Verkehrsmittel saß.

Sie können die ermittelten Targets (oder auch »Bearbeitungsziele«) im Arbeitsblatt AB 1 »Das AIP-Modell – der dreigliedrige EMDR-Ansatz« mit dem dreigliedrigen Ansatz des AIP-Modells einsortieren und notieren. Im nachfolgenden finden Sie in diesem Modell die ermittelten Targets des Fallbeispiels und generelle Beispiele für dieses Störungsbild.

EMDR-Ablaufschema und Flashforward-Prozedur bei Agoraphobie

Dreizackiger Bearbeitungsansatz von EMDR

Diagnostik
Sammlung EMDR-Targets

transgenerational

Für den Fall, dass Modelllernen eine Rolle spielt: Was erinnert der / die Patient:in von einer Situation, in der z. B. ein Familienmitglied Symptome einer Agoraphobie zeigte?

Welche transgenerationalen Belastungen spielen möglicherweise bei der Entstehung der Beschwerden eine Rolle?

Vergangenheit

Erlebte Belastungen, die noch nicht verarbeitet wurden, im Fallbeispiel:

- Überlastung durch den Dienstherrn
- Panikattacke im Sommer in der heißen, vollen S-Bahn, Klimaanlage war ausgefallen

Gegenwart

Situationen, die die Sorgen antriggern, beispielsweise (s. DIPS-OA):

- ÖPNV wie Busse und Bahnen

Zukunft / Flashforwards

Welche Horrorvorstellungen gibt es, was passieren könnte?

- Panikattacke im ÖPNV

EMDR-Ablaufschema und Flashforward-Prozedur bei Agoraphobie

Ablaufschema

Nach der Diagnostik (Phase 1) und Stabilisierung (Phase 2) folgt das störungsspezifische Ablaufschema (ab Phase 3).

Phase 3: Auswahlphase

Vergangene Belastung, Auswahl eines Targets

> **Tipp**
>
> Empfohlen wird die Auswahl eines Targets nach der chronologischen Reihenfolge AB 1 »Das AIP-Modell – der dreigliedrige EMDR-Ansatz«.

»Wir werden heute die ausgewählte Erinnerung bearbeiten. Dabei werde ich Sie zwischendurch fragen, was jetzt gerade bei Ihnen da ist. Beobachten Sie einfach, was während der Stimulation auf Ihrem inneren Schirm erscheint. Das können Bilder, Gefühle, Gedanken oder Körperempfindungen sein, und manchmal ist auch nichts da. Wenn etwas wider Erwarten unerträglich sein sollte, können Sie die Stimulation stoppen, indem Sie die Hand heben. Bitte machen Sie das jetzt mal! – Möchten Sie eine Distanzierungsmetapher nutzen? Sie können sich das, was Ihnen auf den inneren Schirm kommt, z. B. auch wie auf einem Tablet vorstellen, wenn Sie möchten.«

Negative Kognition
»Wenn Sie jetzt an [*nennen Sie das Ereignis*] denken, welcher negative Satz in Ich-Form fällt Ihnen dazu ein?«

> **Tipp**
>
> Der Satz sollte den GEMPIT-Regeln (Logie, 2015) entsprechen, d. h. er sollte verallgemeinerbar sein (engl. **g**eneralizable), emotional (engl. **e**motional), in Ich-Form sein (engl. **m**e), in der Gegenwartsform formuliert sein (engl. **p**resent), irrational sein (engl. **i**rrational) und in Verbindung mit dem Trauma (engl. **t**rauma) stehen. (Im Englischen ergeben die Anfangsbuchstaben das Akronym GEMPIT.)

Geeignete Aussage der Patient:innen hier eintragen:

....

....

Positive Kognition
»Wenn die Verarbeitung erfolgreich erfolgte, was möchten Sie gern über sich denken an Stelle von [*negative Kognition*]?«

EMDR-Ablaufschema und Flashforward-Prozedur bei Agoraphobie

Geeignete Aussage der Patient:innen hier eintragen:

....

....

Wichtig

Wichtig ist, dass die Sätze aus der gleichen thematischen Domäne sind (Sicherheit, Verantwortung, Selbstwert oder Wahlmöglichkeiten).

Validität der Kognition
»Wenn Sie jetzt an [*nennen Sie das belastende Ereignis*] denken, wie sehr stimmt [*nennen Sie die positive Kognition*] von 1 = ganz falsch bis 7 = ganz richtig?«

Schreiben Sie den genannten VoC-Wert auf.

VoC = ...

Emotionen
»Wenn Sie jetzt an [*nennen Sie das belastende Ereignis*] denken, zusammen mit dem Satz [*nennen Sie die negative Kognition*], welche Gefühle kommen jetzt auf?«

Notieren Sie die beschriebenen Gefühle:

....

....

Subjektive Einheiten der Belastung
»Wenn Sie jetzt an [*nennen Sie das belastende Ereignis*] denken, zusammen mit dem Satz [*nennen Sie die negative Kognition*], wie belastend fühlt es sich jetzt an von 0 = neutral bis 10 = maximal vorstellbare Belastung?«

Notieren Sie den genannten SUD-Wert.

SUD-Wert: ....

Ort im Körper, wo die Belastung spürbar ist
»Wo im Körper spüren Sie jetzt die Belastung?«

Notieren Sie die genannten Körperstellen:

....

....

EMDR-Ablaufschema und Flashforward-Prozedur bei Agoraphobie

Phase 4: Phase des Reprozessierens / Verarbeitens

»Bitte denken Sie jetzt an [*nennen Sie das belastende Ereignis*] zusammen mit dem Satz [*nennen Sie die negative Kognition*] und achten Sie auf die Belastung in / im [*nennen Sie die relevanten Körperregionen*] und achten Sie auf das Licht des Lichtbalkens.«

Machen Sie nun die visuellen Stimulationen [*20- bis 30-mal die Augen hin- und herbewegen = 1 Set*] und fragen Sie die Patient:innen nach einem durchgeführten Set: »Bitte ausblenden, was auf dem inneren Schirm ist und durchatmen. Was ist jetzt da?«

Es geht weiter mit den Worten: »Bleiben Sie dabei.« Und stimulieren Sie weiter.

Gehen Sie nach zwei neutralen oder positiven Rückmeldungen zurück zur ursprünglichen Erinnerung mit den Worten: »Wenn Sie jetzt an das ursprüngliche Ereignis zurückdenken, was ist dann da?«

Notieren Sie das, was beschrieben wird:

....

....

Sollte eindeutig erkennbar sein, dass das zurückgemeldete Material belastend ist, machen Sie weiter mit den Worten »Bleiben Sie dabei« und stimulieren Sie weiter. Sollte nicht ganz klar sein, ob die geschilderter Rückmeldung belastend, neutral oder angenehm ist, fragen Sie nach:

»Wie belastend fühlt es sich jetzt an von 0 = neutral bis 10 = maximal vorstellbare Belastung?«

Notieren Sie den genannten SUD-Wert: ....

Es geht weiter mit den Worten: »Bleiben Sie dabei.« Und stimulieren Sie weiter. Sobald die Belastung bei SUD = 0 ist, gehen Sie über in die Phase 5.

Phase 5: Installations-Phase

»Stimmt der positive Satz [*nennen Sie die positive Kognition*] immer noch?«

Falls nicht, notieren Sie den neuen Satz. Ansonsten den alten Satz verwenden:

....

....

»Wenn Sie jetzt an die Reste der Erinnerung denken zusammen mit dem Satz [*nennen Sie den positiven Satz*], wie sehr stimmt der Satz von 1 = ganz falsch bis 7 = ganz richtig? – Wo spüren Sie das im Körper?«

EMDR-Ablaufschema und Flashforward-Prozedur bei Agoraphobie

Notieren Sie den VoC-Wert und die Körperregion:

VoC-Wert: ....

Körperregion: ....

Führen Sie mindestens zwei Sets an Stimulationen zum Verankern der positiven Kognition durch, fragen Sie nach einem Set: »Wie ist es jetzt?« Stimulieren Sie optimalerweise bis zu einem VoC-Wert von 7.

Phase 6: Körpertest

»Bitte denken Sie jetzt an die Reste der Erinnerung, zusammen mit dem Satz [*nennen Sie die positive Kognition*], gehen Sie bitte durch Ihren ganzen Körper und sagen Sie mir, wo Sie etwas spüren, angenehme oder unangenehme Empfindungen.«

- Unangenehme Körperempfindungen können durch ein Set schneller Stimulationen verarbeitet werden.
- Angenehme Körperempfindungen können durch ein Set langsamer Stimulationen verankert werden.

Phase 7: Nachbesprechung der EMDR-Sitzung

»Wie war unsere heutige Sitzung für Sie?«

Melden Sie zurück, was Ihnen im Verarbeitungsprozess aufgefallen ist. Bitten Sie Ihre Patient:innen, etwaig auftauchendes Material nach der Sitzung aufzuschreiben und zur nächsten Sitzung mitzubringen. Vereinbaren Sie mit Ihren Patient:innen, wie Sie erreichbar sind, falls bis zur nächsten Sitzung sehr belastendes Material nachprozessiert wird.

Phase 8: Evaluation

Fragen Sie zu Beginn der nächsten Sitzung, wie hoch die Belastung des zuletzt bearbeiteten Targets ist (von 0 = neutral bis 10 = maximal der vorstellbaren Belastung). Fragen Sie, ob belastendes Material nachprozessiert wurde. Wenn ja, bzw. wenn es eine Restbelastung gibt, hiermit die EMDR-Stimulation fortsetzen (s. Phase 3).

Wenn Sie die vergangenen Belastungen und Trigger erfolgreich bearbeitet haben und die Belastung auf der SUD-Skala (SUD für »Subjective Units of Disturbance«) auf 0 gesunken ist, können Sie in weiteren Sitzungen die Flashforwards bearbeiten, sofern diese noch belastend sind.

EMDR-Ablaufschema und Flashforward-Prozedur bei Agoraphobie

Flashforward-Prozedur

Die Flashforward-Prozedur besteht aus zwei Schritten. Der erste Schritt entspricht einer neuen Phase 3, und zwar mit dem Flashforward. Der zweite Schritt umfasst einen Videoscan nach der Phase 6.

Schritt 1 der Flashforward-Prozedur

(1) Katastrophales Ereignis identifizieren: »Was könnte schiefgehen, wenn Sie [...] machen? Wenn sie z. B. einen furchtbaren Alptraum darüber hätten ...«
(2) Dem Ereignis bis zum ultimativen Abschluss folgen. Fragen Sie: »Was wäre das Schlimmste daran?«
(3) So lange fragen, bis es keine neue Antwort gibt oder nichts Schlimmeres vorgestellt werden kann. Fragen Sie weiter: »Was wäre daran so schlimm für Sie? Was wäre das Schlimmste daran?«
Ein detailliertes Bild des Flashforwards machen (detailliertes Standbild, enthält katastrophale Elemente für die Zukunft, kontextspezifisch und bezugnehmend auf die Symptome des / der Patient:in; es ist intrusiv und verstörend). Fragen Sie: »Wie genau würde das aussehen?«
(4) Negative Kognition und positive Kognition notieren. Meist handelt es sich dabei um »ich bin hilflos« vs. »ich kann etwas tun / habe Kontrolle«.

Flashforward

....

....

Negative Kognition

....

Positive Kognition

....

> **Wichtig**
>
> Wichtig ist, dass die Sätze aus der gleichen thematischen Domäne sind (Sicherheit, Verantwortung, Selbstwert oder Wahlmöglichkeiten).

Validität der Kognition (VoC-Wert)
»Wenn Sie jetzt an [*nennen Sie den Flashforward*] denken, wie sehr stimmt [*nennen Sie die positive Kognition*] von 1 = ganz falsch bis 7 = ganz richtig?«

VoC-Wert: ....

Emotionen
»Wenn Sie jetzt an [*nennen Sie den Flashforward*] denken, zusammen mit dem Satz [*nennen Sie die negative Kognition*], welche Gefühle kommen jetzt auf?«

EMDR-Ablaufschema und Flashforward-Prozedur bei Agoraphobie

Notieren Sie die genannten Gefühle:

....

....

....

....

Subjektive Einheiten der Belastung mithilfe des SUD-Wertes
»Wenn Sie jetzt an [*nennen Sie den Flashforward*] denken, zusammen mit dem Satz [*nennen Sie die negative Kognition*], wie belastend fühlt es sich jetzt an von 0 = neutral bis 10 = maximal vorstellbare Belastung?«

SUD-Wert: ....

Ort im Körper, wo die Belastung spürbar ist
»Wo im Körper spüren Sie jetzt die Belastung?«

....

....

Phase 4: Phase des Reprozessierens / Verarbeitens

»Bitte denken Sie jetzt an [*nennen Sie den Flashforward*] zusammen mit dem Satz [*nennen Sie die negative Kognition*] und achten Sie auf die Belastung in / im [*nennen Sie die relevanten Körperregionen*] und achten Sie auf das Licht des Lichtbalkens.«

Machen Sie visuelle Stimulationen [*20- bis 30-mal die Augen hin- und herbewegen = 1 Set*], und fragen Sie die Patient:innen nach einem Set: »Bitte ausblenden, was auf dem inneren Schirm ist und durchatmen. Was ist jetzt da?«

Es geht weiter mit den Worten: »Bleiben Sie dabei« und stimulieren Sie weiter. Gehen Sie nach zwei neutralen oder positiven Rückmeldungen zurück zur ursprünglichen Erinnerung mit den Worten: »Wenn Sie jetzt an den Flashforward zurückdenken, was ist dann da?«

Notieren Sie sich das Genannte:

....

....

....

....

EMDR-Ablaufschema und Flashforward-Prozedur bei Agoraphobie

»Wie belastend fühlt es sich jetzt an von 0 = neutral bis 10 = maximal vorstellbare Belastung?«

SUD-Wert: ....

Es geht weiter mit den Worten: »Bleiben Sie dabei« und stimulieren Sie weiter. Sobald die Belastung bei SUD =0 ist, gehen Sie über in die Phase 5.

Phase 5: Installations-Phase

»Stimmt der positive Satz [*nennen Sie die positive Kognition*] immer noch?«

Falls nicht, notieren Sie den neuen Satz. Ansonsten den alten Satz verwenden.

....

....

»Wenn Sie jetzt an die Reste der Situation denken, die den Flashforward ausgelöst hat, zusammen mit dem Satz [*nennen Sie den positiven Satz*], wie sehr stimmt der Satz von 1 = ganz falsch bis 7 = ganz richtig? Wo spüren Sie das im Körper?«

Notieren Sie den VoC-Wert und die genannte Körperregion:

....

....

Führen Sie mindestens zwei Sets an Stimulationen zum Verankern der positiven Kognition durch, fragen Sie nach einem Set: »Wie ist es jetzt?« Stimulieren Sie optimalerweise bis zu einem VoC von 7.

Phase 6: Körpertest

»Bitte denken Sie jetzt an die Reste der Situation, die den Flashforward ausgelöst hat, zusammen mit dem Satz [*nennen Sie die positive Kognition*], gehen Sie bitte durch Ihren ganzen Körper und sagen Sie mir, wo Sie etwas spüren, angenehme oder unangenehme Empfindungen.«

- ▶ Unangenehme Körperempfindungen können durch ein Set schneller Stimulationen verarbeitet werden.
- ▶ Angenehme Körperempfindungen können durch ein Set langsamer Stimulationen verankert werden.

EMDR-Ablaufschema und Flashforward-Prozedur bei Agoraphobie

Schritt 2 der Flashforward-Prozedur

Durchführung des Video-Scans

»Jetzt möchte ich Sie bitten, sich vorzustellen, wie Sie in der Zukunft konfrontiert sind mit dem Objekt oder der Situation [*Auslöser wie Örtlichkeiten etc.*]. Schließen Sie bitte Ihre Augen und spielen innerlich einen Film ab, wie das passiert, vom Anfang bis zum Ende. Stellen Sie sich sich selbst vor, wie Sie dabei mögliche Herausforderungen bewältigen, denen Sie dabei begegnen. Nehmen Sie wahr, was Sie sehen, denken, fühlen und was ihr Körper erlebt. Während Sie diesen Film abspielen, lassen Sie mich bitte wissen, ob Sie auf Blockaden treffen. Wenn das der Fall ist, bitte die Augen öffnen und mir Bescheid geben. Wenn das nicht der Fall ist, bitte die Augen geschlossen lassen und mich wissen lassen, wenn Sie alles durchgespielt haben.«

Bei Blockierung folgt eine Stimulation der Blockade

Dafür wird der / die Patient:in gebeten zu sagen: »Ich kann damit umgehen.« Er / Sie spielt den Film innerlich nochmal ab, die positive Kognition wird stimuliert. Der / Die Patient:in sagt sich dann: »Ich kann damit umgehen.«.

Leiten Sie dies folgendermaßen an: »Spielen Sie den Film bitte nochmal von Anfang bis Ende ab und sagen Sie zu sich selbst: ›Ich kann damit umgehen‹, fahren Sie fort.«

Phase 7: Besprechung der EMDR-Sitzung

Fragen Sie: »Wie war unsere heutige Sitzung für Sie?« Melden Sie zurück, was Ihnen im Verarbeitungsprozess aufgefallen ist. Bitte Sie Ihre Patient:innen, etwaiges Material (Gedanken, Gefühle, ect.), das nach der Sitzung auftaucht, aufzuschreiben und zur nächsten Sitzung mitzubringen. Vereinbaren Sie mit Ihren Patient:innen, wie Sie erreichbar sind, falls bis zur nächsten Sitzung sehr belastendes Material nachprozessiert wurde.

Phase 8: Evaluation

Fragen Sie zu Beginn der nächsten Sitzung, wie hoch die Belastung des zuletzt bearbeiteten Targets ist von 0 = »neutral« bis 10 = »maximal vorstellbare Belastung«. Fragen Sie, ob belastendes Material nachprozessiert wurde. Wenn ja, bzw. wenn es eine Restbelastung gibt, hiermit die EMDR-Stimulation fortsetzen (s. Phase 3).

EMDR-Ablaufschema und Flashforward-Prozedur bei spezifischen Phobien

Patient:innen, die unter einer spezifischen Phobie leiden, haben Angst vor bestimmten Situationen und / oder Objekten. Der Kern der Beschwerden sind Flashforwards bezüglich einer Panik bei der Konfrontation mit den Situationen und / oder Objekten.

EMDR ist dann indiziert, wenn Patient:innen bei der Konfrontation mit phobischen Auslösern keinen Blutdruckabfall, sondern Blutdruckanstieg erleben. Bei Blutdruckabfall ist EMDR kontraindiziert, es empfiehlt sich vielmehr Applied Tension nach Öst und Sterner (1987).

Fallbeispiel

Mia erlebte in ihrer Kindheit bei Autofahrten ihrer Familie oft, dass sich ihr neben ihr sitzender kleiner Bruder im Auto erbrach. Mia empfand die damit empfundenen Geräusche des Bruders, den Geruch sowie den Anblick des Erbrochenen als eklig. Nachdem Mia von ihrem dörflichen Heimatort an ihren Studienort umgezogen war, der berühmt für seine Gastronomie und studentische Feiern war, erblickte Mia oft Erbrochenes auf der Straße. Auch in ihrer studentischen Wohngemeinschaft kam es oft vor, dass gefeiert wurde, und sie ekelte sich sehr davor, dass sich ein Gast auf dem Balkon vor ihrem Zimmer übergeben und sein Erbrochenes nicht weggeputzt hatte, so dass der Geruch sich in ihrem Zimmer ausbreitete. Mia entwickelte eine Furcht davor, rauszugehen und auf der Straße zu laufen.

Sie können die ermittelten Targets (oder auch »Bearbeitungsziele«) im Arbeitsblatt AB 1 »Das AIP-Modell – der dreigliedrige EMDR-Ansatz« mit dem dreigliedrigen Ansatz des AIP-Modells einsortieren und notieren. Im nachfolgenden finden Sie in diesem Modell die ermittelten Targets des Fallbeispiels und generelle Beispiele für dieses Störungsbild.

EMDR-Ablaufschema und Flashforward-Prozedur bei spezifischen Phobien

Dreizackiger Bearbeitungsansatz von EMDR

Diagnostik
Sammlung EMDR-Targets

transgenerational

Für den Fall, dass Modelllernen eine Rolle spielt: was erinnert der / die Patient:in von einer Situation, in der z. B. ein Familienmitglied Symptome einer spezifischen Phobie zeigte? Welche transgenerationalen Belastungen spielen möglicherweise bei der Entstehung der Beschwerden eine Rolle?

Vergangenheit

Erlebte Belastungen, die noch nicht verarbeitet wurden, im Fallbeispiel:

- Autofahrten mit Erbrechen des kleinen Bruders im Auto

Gegenwart

Situationen, die die Panik antriggern, beispielsweise

- Erbrochenes auf der Straße
- Erbrochenes in der WG auf/nach Partys

Zukunft / Flashforwards

Welche Horrorvorstellungen gibt es, was passieren könnte?

- Erbrochenes sehen und riechen

EMDR-Ablaufschema und Flashforward-Prozedur bei spezifischen Phobien

Ablaufschema

Nach der Diagnostik (Phase 1) und Stabilisierung (Phase 2) folgt das störungsspezifische Ablaufschema (ab Phase 3).

Phase 3: Auswahlphase

Vergangene Belastung, Auswahl eines Targets

> **Tipp**
>
> Empfohlen wird die Auswahl eines Targets nach der chronologischen Reihenfolge AB 1 »Das AIP-Modell – der dreigliedrige EMDR-Ansatz«.

»Wir werden heute die ausgewählte Erinnerung bearbeiten. Dabei werde ich Sie zwischendurch fragen, was jetzt gerade bei Ihnen da ist. Beobachten Sie einfach, was während der Stimulation auf Ihrem inneren Schirm erscheint. Das können Bilder, Gefühle, Gedanken oder Körperempfindungen sein, und manchmal ist auch nichts da. Wenn etwas wider Erwarten unerträglich sein sollte, können Sie die Stimulation stoppen, indem Sie die Hand heben. Bitte machen Sie das jetzt mal! – Möchten Sie eine Distanzierungsmetapher nutzen? Sie können sich das, was Ihnen auf den inneren Schirm kommt, z. B. auch wie auf einem Tablet vorstellen, wenn Sie möchten.«

Negative Kognition
»Wenn Sie jetzt an [*nennen Sie das Ereignis*] denken, welcher negative Satz in Ich-Form fällt Ihnen dazu ein?«

> **Tipp**
>
> Der Satz sollte den GEMPIT-Regeln (Logie, 2015) entsprechen, d.h. er sollte verallgemeinerbar sein (engl. **g**eneralizable), emotional (engl. **e**motional), in Ich-Form sein (engl. **me**), in der Gegenwartsform formuliert sein (engl. **p**resent), irrational sein (engl. **i**rrational) und in Verbindung mit dem Trauma (engl. **t**rauma) stehen. (Im Englischen ergeben die Anfangsbuchstaben das Akronym GEMPIT.)

Geeignete Aussage der Patient:innen hier eintragen:

....

....

Positive Kognition
»Wenn die Verarbeitung erfolgreich erfolgte, was möchten Sie gern über sich denken an Stelle von [*negative Kognition*]?«

EMDR-Ablaufschema und Flashforward-Prozedur bei spezifischen Phobien

Geeignete Aussage der Patient:innen hier eintragen:

....

....

> **Wichtig**
>
> Wichtig ist, dass die Sätze aus der gleichen thematischen Domäne sind (Sicherheit, Verantwortung, Selbstwert oder Wahlmöglichkeiten).

Validität der Kognition
»Wenn Sie jetzt an [*nennen Sie das belastende Ereignis*] denken, wie sehr stimmt [*nennen Sie die positive Kognition*] von 1 = ganz falsch bis 7 = ganz richtig?«

Schreiben Sie den genannten VoC-Wert auf.

VoC = ...

Emotionen
»Wenn Sie jetzt an [*nennen Sie das belastende Ereignis*] denken, zusammen mit dem Satz [*nennen Sie die negative Kognition*], welche Gefühle kommen jetzt auf?«

Notieren Sie die beschriebenen Gefühle:

....

....

Subjektive Einheiten der Belastung
»Wenn Sie jetzt an [*nennen Sie das belastende Ereignis*] denken, zusammen mit dem Satz [*nennen Sie die negative Kognition*], wie belastend fühlt es sich jetzt an von 0 = neutral bis 10 = maximal vorstellbare Belastung?«

Notieren Sie den genannten SUD-Wert.

SUD-Wert: ....

Ort im Körper, wo die Belastung spürbar ist
»Wo im Körper spüren Sie jetzt die Belastung?«

Notieren Sie die genannten Körperstellen:

....

....

EMDR-Ablaufschema und Flashforward-Prozedur bei spezifischen Phobien

Phase 4: Phase des Reprozessierens / Verarbeitens

»Bitte denken Sie jetzt an [*nennen Sie das belastende Ereignis*] zusammen mit dem Satz [*nennen Sie die negative Kognition*] und achten Sie auf die Belastung in / im [*nennen Sie die relevanten Körperregionen*] und achten Sie auf das Licht des Lichtbalkens.«

Machen Sie nun die visuellen Stimulationen [*20- bis 30-mal die Augen hin- und herbewegen = 1 Set*] und fragen Sie die Patient:innen nach einem durchgeführten Set: »Bitte ausblenden, was auf dem inneren Schirm ist und durchatmen.Was ist jetzt da?«

Es geht weiter mit den Worten: »Bleiben Sie dabei.« Und stimulieren Sie weiter.

Gehen Sie nach zwei neutralen oder positiven Rückmeldungen zurück zur ursprünglichen Erinnerung mit den Worten: »Wenn Sie jetzt an das ursprüngliche Ereignis zurückdenken, was ist dann da?«

Notieren Sie das, was beschrieben wird:

....

....

Sollte eindeutig erkennbar sein, dass das zurückgemeldete Material belastend ist, machen Sie weiter mit den Worten »Bleiben Sie dabei« und stimulieren Sie weiter. Sollte nicht ganz klar sein, ob die geschilderter Rückmeldung belastend, neutral oder angenehm ist, fragen Sie nach:

»Wie belastend fühlt es sich jetzt an von 0 = neutral bis 10 = maximal vorstellbare Belastung?«

Notieren Sie den genannten SUD-Wert: ....

Es geht weiter mit den Worten: »Bleiben Sie dabei.« Und stimulieren Sie weiter. Sobald die Belastung bei SUD = 0 ist, gehen Sie über in die Phase 5.

Phase 5: Installations-Phase

»Stimmt der positive Satz [*nennen Sie die positive Kognition*] immer noch?«

Falls nicht, notieren Sie den neuen Satz. Ansonsten den alten Satz verwenden:

....

....

»Wenn Sie jetzt an die Reste der Erinnerung denken zusammen mit dem Satz [*nennen Sie den positiven Satz*], wie sehr stimmt der Satz von 1 = ganz falsch bis 7 = ganz richtig? – Wo spüren Sie das im Körper?«

EMDR-Ablaufschema und Flashforward-Prozedur bei spezifischen Phobien

Notieren Sie den VoC-Wert und die Körperregion:

VoC-Wert: ....

Körperregion: ....

Führen Sie mindestens zwei Sets an Stimulationen zum Verankern der positiven Kognition durch, fragen Sie nach einem Set: »Wie ist es jetzt?« Stimulieren Sie optimalerweise bis zu einem VoC-Wert von 7.

Phase 6: Körpertest

»Bitte denken Sie jetzt an die Reste der Erinnerung, zusammen mit dem Satz [*nennen Sie die positive Kognition*], gehen Sie bitte durch Ihren ganzen Körper und sagen Sie mir, wo Sie etwas spüren, angenehme oder unangenehme Empfindungen.«

- Unangenehme Körperempfindungen können durch ein Set schneller Stimulationen verarbeitet werden.
- Angenehme Körperempfindungen können durch ein Set langsamer Stimulationen verankert werden.

Phase 7: Nachbesprechung der EMDR-Sitzung

»Wie war unsere heutige Sitzung für Sie?«

Melden Sie zurück, was Ihnen im Verarbeitungsprozess aufgefallen ist. Bitten Sie Ihre Patient:innen, etwaig auftauchendes Material nach der Sitzung aufzuschreiben und zur nächsten Sitzung mitzubringen. Vereinbaren Sie mit Ihren Patient:innen, wie Sie erreichbar sind, falls bis zur nächsten Sitzung sehr belastendes Material nachprozessiert wird.

Phase 8: Evaluation

Fragen Sie zu Beginn der nächsten Sitzung, wie hoch die Belastung des zuletzt bearbeiteten Targets ist (von 0 = neutral bis 10 = maximal der vorstellbaren Belastung). Fragen Sie, ob belastendes Material nachprozessiert wurde. Wenn ja, bzw. wenn es eine Restbelastung gibt, hiermit die EMDR-Stimulation fortsetzen (s. Phase 3).

Wenn Sie die vergangenen Belastungen und Trigger erfolgreich bearbeitet haben und die Belastung auf der SUD-Skala (SUD für »Subjective Units of Disturbance«) auf 0 gesunken ist, können Sie in weiteren Sitzungen die Flashforwards bearbeiten, sofern diese noch belastend sind.

EMDR-Ablaufschema und Flashforward-Prozedur bei spezifischen Phobien

Flashforward-Prozedur

Die Flashforward-Prozedur besteht aus zwei Schritten. Der erste Schritt entspricht einer neuen Phase 3, und zwar mit dem Flashforward. Der zweite Schritt umfasst einen Videoscan nach der Phase 6.

Schritt 1 der Flashforward-Prozedur

(1) Katastrophales Ereignis identifizieren: »Was könnte schiefgehen, wenn Sie […] machen? Wenn sie z. B. einen furchtbaren Alptraum darüber hätten …«
(2) Dem Ereignis bis zum ultimativen Abschluss folgen. Fragen Sie: »Was wäre das Schlimmste daran?«
(3) So lange fragen, bis es keine neue Antwort gibt oder nichts Schlimmeres vorgestellt werden kann. Fragen Sie weiter: »Was wäre daran so schlimm für Sie? Was wäre das Schlimmste daran?«
Ein detailliertes Bild des Flashforwards machen (detailliertes Standbild, enthält katastrophale Elemente für die Zukunft, kontextspezifisch und bezugnehmend auf die Symptome des/der Patient:in; es ist intrusiv und verstörend). Fragen Sie: »Wie genau würde das aussehen?«
(4) Negative Kognition und positive Kognition notieren. Meist handelt es sich dabei um »ich bin hilflos« vs. »ich kann etwas tun / habe Kontrolle«.

Flashforward

....

....

Negative Kognition

....

Positive Kognition

....

> **Wichtig**
>
> Wichtig ist, dass die Sätze aus der gleichen thematischen Domäne sind (Sicherheit, Verantwortung, Selbstwert oder Wahlmöglichkeiten).

Validität der Kognition (VoC-Wert)
»Wenn Sie jetzt an [*nennen Sie den Flashforward*] denken, wie sehr stimmt [*nennen Sie die positive Kognition*] von 1 = ganz falsch bis 7 = ganz richtig?«

VoC-Wert: ....

Emotionen
»Wenn Sie jetzt an [*nennen Sie den Flashforward*] denken, zusammen mit dem Satz [*nennen Sie die negative Kognition*], welche Gefühle kommen jetzt auf?«

EMDR-Ablaufschema und Flashforward-Prozedur bei spezifischen Phobien

Notieren Sie die genannten Gefühle:

....

....

....

....

Subjektive Einheiten der Belastung mithilfe des SUD-Wertes
»Wenn Sie jetzt an [*nennen Sie den Flashforward*] denken, zusammen mit dem Satz [*nennen Sie die negative Kognition*], wie belastend fühlt es sich jetzt an von 0 = neutral bis 10 = maximal vorstellbare Belastung?«

SUD-Wert: ....

Ort im Körper, wo die Belastung spürbar ist
»Wo im Körper spüren Sie jetzt die Belastung?«

....

....

Phase 4: Phase des Reprozessierens / Verarbeitens

»Bitte denken Sie jetzt an [*nennen Sie den Flashforward*] zusammen mit dem Satz [*nennen Sie die negative Kognition*] und achten Sie auf die Belastung in / im [*nennen Sie die relevanten Körperregionen*] und achten Sie auf das Licht des Lichtbalkens.«

Machen Sie visuelle Stimulationen [*20- bis 30-mal die Augen hin- und herbewegen = 1 Set*], und fragen Sie die Patient:innen nach einem Set: »Bitte ausblenden, was auf dem inneren Schirm ist und durchatmen. Was ist jetzt da?«

Es geht weiter mit den Worten: »Bleiben Sie dabei« und stimulieren Sie weiter. Gehen Sie nach zwei neutralen oder positiven Rückmeldungen zurück zur ursprünglichen Erinnerung mit den Worten: »Wenn Sie jetzt an den Flashforward zurückdenken, was ist dann da?«

Notieren Sie sich das Genannte:

....

....

....

....

EMDR-Ablaufschema und Flashforward-Prozedur bei spezifischen Phobien

»Wie belastend fühlt es sich jetzt an von 0 = neutral bis 10 = maximal vorstellbare Belastung?«

SUD-Wert: ....

Es geht weiter mit den Worten: »Bleiben Sie dabei« und stimulieren Sie weiter. Sobald die Belastung bei SUD =0 ist, gehen Sie über in die Phase 5.

Phase 5: Installations-Phase

»Stimmt der positive Satz [*nennen Sie die positive Kognition*] immer noch?«

Falls nicht, notieren Sie den neuen Satz. Ansonsten den alten Satz verwenden.

....

....

»Wenn Sie jetzt an die Reste der Situation denken, die den Flashforward ausgelöst hat, zusammen mit dem Satz [*nennen Sie den positiven Satz*], wie sehr stimmt der Satz von 1 = ganz falsch bis 7 = ganz richtig? Wo spüren Sie das im Körper?«

Notieren Sie den VoC-Wert und die genannte Körperregion:

....

....

Führen Sie mindestens zwei Sets an Stimulationen zum Verankern der positiven Kognition durch, fragen Sie nach einem Set: »Wie ist es jetzt?« Stimulieren Sie optimalerweise bis zu einem VoC von 7.

Phase 6: Körpertest

»Bitte denken Sie jetzt an die Reste der Situation, die den Flashforward ausgelöst hat, zusammen mit dem Satz [*nennen Sie die positive Kognition*], gehen Sie bitte durch Ihren ganzen Körper und sagen Sie mir, wo Sie etwas spüren, angenehme oder unangenehme Empfindungen.«

- Unangenehme Körperempfindungen können durch ein Set schneller Stimulationen verarbeitet werden.
- Angenehme Körperempfindungen können durch ein Set langsamer Stimulationen verankert werden.

EMDR-Ablaufschema und Flashforward-Prozedur bei spezifischen Phobien

Schritt 2 der Flashforward-Prozedur

Durchführung des Video-Scans

»Jetzt möchte ich Sie bitten, sich vorzustellen, wie Sie in der Zukunft konfrontiert sind mit dem Objekt oder der Situation [*Auslöser wie Erbrochenes etc.*]. Schließen Sie bitte Ihre Augen und spielen innerlich einen Film ab, wie das passiert, vom Anfang bis zum Ende. Stellen Sie sich sich selbst vor, wie Sie dabei mögliche Herausforderungen bewältigen, denen Sie dabei begegnen. Nehmen Sie wahr, was Sie sehen, denken, fühlen und was ihr Körper erlebt. Während Sie diesen Film abspielen, lassen Sie mich bitte wissen, ob Sie auf Blockaden treffen. Wenn das der Fall ist, bitte die Augen öffnen und mir Bescheid geben. Wenn das nicht der Fall ist, bitte die Augen geschlossen lassen und mich wissen lassen, wenn Sie alles durchgespielt haben.«

Bei Blockierung folgt eine Stimulation der Blockade

Dafür wird der / die Patient:in gebeten zu sagen: »Ich kann damit umgehen.« Er / Sie spielt den Film innerlich nochmal ab, die positive Kognition wird stimuliert. Der / Die Patient:in sagt sich dann: »Ich kann damit umgehen.«.

Leiten Sie dies folgendermaßen an: »Spielen Sie den Film bitte nochmal von Anfang bis Ende ab und sagen Sie zu sich selbst: ›Ich kann damit umgehen‹, fahren Sie fort.«

Phase 7: Besprechung der EMDR-Sitzung

Fragen Sie: »Wie war unsere heutige Sitzung für Sie?« Melden Sie zurück, was Ihnen im Verarbeitungsprozess aufgefallen ist. Bitte Sie Ihre Patient:innen, etwaiges Material (Gedanken, Gefühle, ect.), das nach der Sitzung auftaucht, aufzuschreiben und zur nächsten Sitzung mitzubringen. Vereinbaren Sie mit Ihren Patient:innen, wie Sie erreichbar sind, falls bis zur nächsten Sitzung sehr belastendes Material nachprozessiert würde.

Phase 8: Evaluation

Fragen Sie zu Beginn der nächsten Sitzung, wie hoch die Belastung des zuletzt bearbeiteten Targets ist von 0 = »neutral« bis 10 = »maximal vorstellbare Belastung«. Fragen Sie, ob belastendes Material nachprozessiert wurde. Wenn ja, bzw. wenn es eine Restbelastung gibt, hiermit die EMDR-Stimulation fortsetzen (s. Phase 3).

EMDR-Ablaufschema und Flashforward-Prozedur bei Anorexie und Bulimie

Patient:innen, die unter einer Anorexie oder Bulimie leiden, haben Belastungen erlebt, die im Zusammenhang mit Aussehen, Kontrolle und / oder Körpergewicht standen und haben große Angst vor einer Gewichtszunahme. Die Angst vor einem katastrophalen Ereignis in der Zukunft wird als Flashforward bezeichnet, was störungsspezifisch eine befürchtete Gewichtszunahme sein kann.

Fallbeispiel

Sarah hatte im Rahmen ihrer Anorexie mittlerweile einen BMI von 14, als sie in die Probatorik einer geplanten ambulanten Psychotherapie kam. Sie litt unter einer ausgeprägten Angst vor einer Gewichtszunahme. Biographischer Hintergrund der Anorexie war, dass sie in der Pubertät sowohl in der Schule von Jungs als auch von ihrem Vater gehänselt wurde. Dies gipfelte in dem Ausspruch ihres Vaters, dass sie ein »Schneewittchen mit Tittchen« sei, was ihr sehr peinlich war. Gern hätte sie eine Ausbildung gemacht oder ein Studium absolviert, aber hierfür fehlte ihr aufgrund ihres geringen BMIs die Kraft. Sie konnte noch nicht einmal ihren kleinen Hund zu einem längeren Spaziergang ausführen.

Fallbeispiel

Lauras Mutter hatte ihr schon als Kind eingebläut, wie wichtig es sei, dünne Oberschenkel zu haben, weil Männer darauf stehen würden. Wenn Laura in der Küche eine Saftschorle trank, rief ihre Mutter ihr zu, dass sie nicht so viel davon trinken solle, damit sie nicht zu dick werde. Die Kritik ihrer Mutter gipfelte in der Ankündigung, dass Laura (damals acht Jahre alt) zu einer Abmagerungskur geschickt werden sollte, obwohl sie aus heutiger Sicht gar nicht dick war.
Laura nutzte Abführmittel und führte selbstinduziert Erbrechen herbei, um ihr Gewicht zu halten. Schwer depressiv kam sie in die probatorische Phase zur Einleitung einer ambulanten Psychotherapie. Im Gespräch mit ihrer Therapeutin sagte sie, nur Fetischisten würden dicke Menschen schön finden. Entsprechend dem Wertesystem ihrer Mutter hatte sie große Angst vor einer Gewichtszunahme.

Sie können die ermittelten Targets (oder auch »Bearbeitungsziele«) im Arbeitsblatt AB 1 »Das AIP-Modell – der dreigliedrige EMDR-Ansatz« mit dem dreigliedrigen Ansatz des AIP-Modells einsortieren und notieren. Im nachfolgenden finden Sie in diesem Modell die ermittelten Targets des Fallbeispiels und generelle Beispiele für dieses Störungsbild.

EMDR-Ablaufschema und Flashforward-Prozedur bei Anorexie und Bulimie

Dreizackiger Bearbeitungsansatz von EMDR

Diagnostik
Sammlung EMDR-Targets

transgenerational

Für den Fall, dass Modelllernen eine Rolle spielt: Was erinnert der / die Patient:in von einer Situation, in der z. B. ein Familienmitglied Symptome einer Essstörung zeigte?

Welche transgenerationalen Belastungen spielen möglicherweise bei der Entstehung der Beschwerden eine Rolle?

Vergangenheit

Erlebte Belastungen, die noch nicht verarbeitet wurden, im Fallbeispiel und allgemein:

- Hänseleien in der Schule und durch Eltern bezüglich pubertärer Veränderungen des Körpers, des Gewichtes, generell am Aussehen
- Kritik der Eltern oder des Partners an der Menge der Kalorienzufuhr
- Durch Medien propagierte Schönheitsideale
- Familiäre Konflikte, verbunden mit Kontrollverlust

Gegenwart

Situationen, die Nahrungsrestriktionen bzw. Erbrechen, Einnahme von Abführmitteln oder Entwässungsmitteln, Fasten oder übermäßigen Sport antriggern, beispielsweise (s. DIPS-OA):

- Mehr Gewicht auf der Waage
- Spannender Hosenbund
- Selbstwertprobleme
- Gedanken an Essen
- Planung von Essanfällen
- (soziale) Medien, Mitpatient:innen

Zukunft / Flashforwards

Welche Horrorvorstellungen gibt es, was passieren könnte?

- Gewichtszunahme

EMDR-Ablaufschema und Flashforward-Prozedur bei Anorexie und Bulimie

Ablaufschema

Nach der Diagnostik (Phase 1) und Stabilisierung (Phase 2) folgt das störungsspezifische Ablaufschema (ab Phase 3).

Phase 3: Auswahlphase

Vergangene Belastung, Auswahl eines Targets

> **Tipp**
>
> Empfohlen wird die Auswahl eines Targets nach der chronologischen Reihenfolge AB 1 »Das AIP-Modell – der dreigliedrige EMDR-Ansatz«.

»Wir werden heute die ausgewählte Erinnerung bearbeiten. Dabei werde ich Sie zwischendurch fragen, was jetzt gerade bei Ihnen da ist. Beobachten Sie einfach, was während der Stimulation auf Ihrem inneren Schirm erscheint. Das können Bilder, Gefühle, Gedanken oder Körperempfindungen sein, und manchmal ist auch nichts da. Wenn etwas wider Erwarten unerträglich sein sollte, können Sie die Stimulation stoppen, indem Sie die Hand heben. Bitte machen Sie das jetzt mal! – Möchten Sie eine Distanzierungsmetapher nutzen? Sie können sich das, was Ihnen auf den inneren Schirm kommt, z. B. auch wie auf einem Tablet vorstellen, wenn Sie möchten.«

Negative Kognition
»Wenn Sie jetzt an [*nennen Sie das Ereignis*] denken, welcher negative Satz in Ich-Form fällt Ihnen dazu ein?«

> **Tipp**
>
> Der Satz sollte den GEMPIT-Regeln (Logie, 2015) entsprechen, d. h. er sollte verallgemeinerbar sein (engl. **g**eneralizable), emotional (engl. **e**motional), in Ich-Form sein (engl. **me**), in der Gegenwartsform formuliert sein (engl. **p**resent), irrational sein (engl. **i**rrational) und in Verbindung mit dem Trauma (engl. **t**rauma) stehen. (Im Englischen ergeben die Anfangsbuchstaben das Akronym GEMPIT.)

Geeignete Aussage der Patient:innen hier eintragen:

....

....

Positive Kognition
»Wenn die Verarbeitung erfolgreich erfolgte, was möchten Sie gern über sich denken an Stelle von [*negative Kognition*]?«

EMDR-Ablaufschema und Flashforward-Prozedur bei Anorexie und Bulimie

Geeignete Aussage der Patient:innen hier eintragen:

....

....

> **Wichtig**
>
> Wichtig ist, dass die Sätze aus der gleichen thematischen Domäne sind (Sicherheit, Verantwortung, Selbstwert oder Wahlmöglichkeiten).

Validität der Kognition
»Wenn Sie jetzt an [*nennen Sie das belastende Ereignis*] denken, wie sehr stimmt [*nennen Sie die positive Kognition*] von 1 = ganz falsch bis 7 = ganz richtig?«

Schreiben Sie den genannten VoC-Wert auf.

VoC = ...

Emotionen
»Wenn Sie jetzt an [*nennen Sie das belastende Ereignis*] denken, zusammen mit dem Satz [*nennen Sie die negative Kognition*], welche Gefühle kommen jetzt auf?«

Notieren Sie die beschriebenen Gefühle:

....

....

Subjektive Einheiten der Belastung
»Wenn Sie jetzt an [*nennen Sie das belastende Ereignis*] denken, zusammen mit dem Satz [*nennen Sie die negative Kognition*], wie belastend fühlt es sich jetzt an von 0 = neutral bis 10 = maximal vorstellbare Belastung?«

Notieren Sie den genannten SUD-Wert.

SUD-Wert: ....

Ort im Körper, wo die Belastung spürbar ist
»Wo im Körper spüren Sie jetzt die Belastung?«

Notieren Sie die genannten Körperstellen:

....

....

EMDR-Ablaufschema und Flashforward-Prozedur bei Anorexie und Bulimie

Phase 4: Phase des Reprozessierens / Verarbeitens

»Bitte denken Sie jetzt an [*nennen Sie das belastende Ereignis*] zusammen mit dem Satz [*nennen Sie die negative Kognition*] und achten Sie auf die Belastung in / im [*nennen Sie die relevanten Körperregionen*] und achten Sie auf das Licht des Lichtbalkens.«

Machen Sie nun die visuellen Stimulationen [*20- bis 30-mal die Augen hin- und herbewegen = 1 Set*] und fragen Sie die Patient:innen nach einem durchgeführten Set: »Bitte ausblenden, was auf dem inneren Schirm ist und durchatmen.Was ist jetzt da?«

Es geht weiter mit den Worten: »Bleiben Sie dabei.« Und stimulieren Sie weiter.

Gehen Sie nach zwei neutralen oder positiven Rückmeldungen zurück zur ursprünglichen Erinnerung mit den Worten: »Wenn Sie jetzt an das ursprüngliche Ereignis zurückdenken, was ist dann da?«

Notieren Sie das, was beschrieben wird:

....

....

Sollte eindeutig erkennbar sein, dass das zurückgemeldete Material belastend ist, machen Sie weiter mit den Worten »Bleiben Sie dabei« und stimulieren Sie weiter. Sollte nicht ganz klar sein, ob die geschilderter Rückmeldung belastend, neutral oder angenehm ist, fragen Sie nach:

»Wie belastend fühlt es sich jetzt an von 0 = neutral bis 10 = maximal vorstellbare Belastung?«

Notieren Sie den genannten SUD-Wert: ....

Es geht weiter mit den Worten: »Bleiben Sie dabei.« Und stimulieren Sie weiter. Sobald die Belastung bei SUD = 0 ist, gehen Sie über in die Phase 5.

Phase 5: Installations-Phase

»Stimmt der positive Satz [*nennen Sie die positive Kognition*] immer noch?«

Falls nicht, notieren Sie den neuen Satz. Ansonsten den alten Satz verwenden:

....

....

»Wenn Sie jetzt an die Reste der Erinnerung denken zusammen mit dem Satz [*nennen Sie den positiven Satz*], wie sehr stimmt der Satz von 1 = ganz falsch bis 7 = ganz richtig? – Wo spüren Sie das im Körper?«

EMDR-Ablaufschema und Flashforward-Prozedur bei Anorexie und Bulimie

Notieren Sie den VoC-Wert und die Körperregion:

VoC-Wert: ....

Körperregion: ....

Führen Sie mindestens zwei Sets an Stimulationen zum Verankern der positiven Kognition durch, fragen Sie nach einem Set: »Wie ist es jetzt?« Stimulieren Sie optimalerweise bis zu einem VoC-Wert von 7.

Phase 6: Körpertest

»Bitte denken Sie jetzt an die Reste der Erinnerung, zusammen mit dem Satz [*nennen Sie die positive Kognition*], gehen Sie bitte durch Ihren ganzen Körper und sagen Sie mir, wo Sie etwas spüren, angenehme oder unangenehme Empfindungen.«

- Unangenehme Körperempfindungen können durch ein Set schneller Stimulationen verarbeitet werden.
- Angenehme Körperempfindungen können durch ein Set langsamer Stimulationen verankert werden.

Phase 7: Nachbesprechung der EMDR-Sitzung

»Wie war unsere heutige Sitzung für Sie?«

Melden Sie zurück, was Ihnen im Verarbeitungsprozess aufgefallen ist. Bitten Sie Ihre Patient:innen, etwaig auftauchendes Material nach der Sitzung aufzuschreiben und zur nächsten Sitzung mitzubringen. Vereinbaren Sie mit Ihren Patient:innen, wie Sie erreichbar sind, falls bis zur nächsten Sitzung sehr belastendes Material nachprozessiert wird.

Phase 8: Evaluation

Fragen Sie zu Beginn der nächsten Sitzung, wie hoch die Belastung des zuletzt bearbeiteten Targets ist (von 0 = neutral bis 10 = maximal der vorstellbaren Belastung). Fragen Sie, ob belastendes Material nachprozessiert wurde. Wenn ja, bzw. wenn es eine Restbelastung gibt, hiermit die EMDR-Stimulation fortsetzen (s. Phase 3).

Wenn Sie die vergangenen Belastungen und Trigger erfolgreich bearbeitet haben und die Belastung auf der SUD-Skala (SUD für »Subjective Units of Disturbance«) auf 0 gesunken ist, können Sie in weiteren Sitzungen die Flashforwards bearbeiten, sofern diese noch belastend sind.

EMDR-Ablaufschema und Flashforward-Prozedur bei Anorexie und Bulimie

Flashforward-Prozedur

Die Flashforward-Prozedur besteht aus zwei Schritten. Der erste Schritt entspricht einer neuen Phase 3, und zwar mit dem Flashforward. Der zweite Schritt umfasst einen Videoscan nach der Phase 6.

Schritt 1 der Flashforward-Prozedur

(1) Katastrophales Ereignis identifizieren: »Was könnte schiefgehen, wenn Sie […] machen? Wenn sie z. B. einen furchtbaren Alptraum darüber hätten …«
(2) Dem Ereignis bis zum ultimativen Abschluss folgen. Fragen Sie: »Was wäre das Schlimmste daran?«
(3) So lange fragen, bis es keine neue Antwort gibt oder nichts Schlimmeres vorgestellt werden kann. Fragen Sie weiter: »Was wäre daran so schlimm für Sie? Was wäre das Schlimmste daran?« Ein detailliertes Bild des Flashforwards machen (detailliertes Standbild, enthält katastrophale Elemente für die Zukunft, kontextspezifisch und bezugnehmend auf die Symptome des/der Patient:in; es ist intrusiv und verstörend). Fragen Sie: »Wie genau würde das aussehen?«
(4) Negative Kognition und positive Kognition notieren. Meist handelt es sich dabei um »ich bin hilflos« vs. »ich kann etwas tun / habe Kontrolle«.

Flashforward

....

....

Negative Kognition

....

Positive Kognition

....

> **Wichtig**
>
> Wichtig ist, dass die Sätze aus der gleichen thematischen Domäne sind (Sicherheit, Verantwortung, Selbstwert oder Wahlmöglichkeiten).

Validität der Kognition (VoC-Wert)
»Wenn Sie jetzt an [*nennen Sie den Flashforward*] denken, wie sehr stimmt [*nennen Sie die positive Kognition*] von 1 = ganz falsch bis 7 = ganz richtig?«

VoC-Wert: ....

Emotionen
»Wenn Sie jetzt an [*nennen Sie den Flashforward*] denken, zusammen mit dem Satz [*nennen Sie die negative Kognition*], welche Gefühle kommen jetzt auf?«

EMDR-Ablaufschema und Flashforward-Prozedur bei Anorexie und Bulimie

Notieren Sie die genannten Gefühle:

....

....

....

....

Subjektive Einheiten der Belastung mithilfe des SUD-Wertes
»Wenn Sie jetzt an [*nennen Sie den Flashforward*] denken, zusammen mit dem Satz [*nennen Sie die negative Kognition*], wie belastend fühlt es sich jetzt an von 0 = neutral bis 10 = maximal vorstellbare Belastung?«

SUD-Wert: ....

Ort im Körper, wo die Belastung spürbar ist
»Wo im Körper spüren Sie jetzt die Belastung?«

....

....

Phase 4: Phase des Reprozessierens / Verarbeitens

»Bitte denken Sie jetzt an [*nennen Sie den Flashforward*] zusammen mit dem Satz [*nennen Sie die negative Kognition*] und achten Sie auf die Belastung in / im [*nennen Sie die relevanten Körperregionen*] und achten Sie auf das Licht des Lichtbalkens.«

Machen Sie visuelle Stimulationen [*20- bis 30-mal die Augen hin- und herbewegen = 1 Set*], und fragen Sie die Patient:innen nach einem Set: »Bitte ausblenden, was auf dem inneren Schirm ist und durchatmen. Was ist jetzt da?«

Es geht weiter mit den Worten: »Bleiben Sie dabei« und stimulieren Sie weiter. Gehen Sie nach zwei neutralen oder positiven Rückmeldungen zurück zur ursprünglichen Erinnerung mit den Worten: »Wenn Sie jetzt an den Flashforward zurückdenken, was ist dann da?«

Notieren Sie sich das Genannte:

....

....

....

....

»Wie belastend fühlt es sich jetzt an von 0 = neutral bis 10 = maximal vorstellbare Belastung?«

SUD-Wert: ....

Es geht weiter mit den Worten: »Bleiben Sie dabei« und stimulieren Sie weiter. Sobald die Belastung bei SUD =0 ist, gehen Sie über in die Phase 5.

Phase 5: Installations-Phase

»Stimmt der positive Satz [*nennen Sie die positive Kognition*] immer noch?«

Falls nicht, notieren Sie den neuen Satz. Ansonsten den alten Satz verwenden.

....

....

»Wenn Sie jetzt an die Reste der Situation denken, die den Flashforward ausgelöst hat, zusammen mit dem Satz [*nennen Sie den positiven Satz*], wie sehr stimmt der Satz von 1 = ganz falsch bis 7 = ganz richtig? Wo spüren Sie das im Körper?«

Notieren Sie den VoC-Wert und die genannte Körperregion:

....

....

Führen Sie mindestens zwei Sets an Stimulationen zum Verankern der positiven Kognition durch, fragen Sie nach einem Set: »Wie ist es jetzt?« Stimulieren Sie optimalerweise bis zu einem VoC von 7.

Phase 6: Körpertest

»Bitte denken Sie jetzt an die Reste der Situation, die den Flashforward ausgelöst hat, zusammen mit dem Satz [*nennen Sie die positive Kognition*], gehen Sie bitte durch Ihren ganzen Körper und sagen Sie mir, wo Sie etwas spüren, angenehme oder unangenehme Empfindungen.«

- Unangenehme Körperempfindungen können durch ein Set schneller Stimulationen verarbeitet werden.
- Angenehme Körperempfindungen können durch ein Set langsamer Stimulationen verankert werden.

EMDR-Ablaufschema und Flashforward-Prozedur bei Anorexie und Bulimie

Schritt 2 der Flashforward-Prozedur

Durchführung des Video-Scans

»Jetzt möchte ich Sie bitten, sich vorzustellen, wie Sie in der Zukunft konfrontiert sind mit dem Objekt oder der Situation [*Auslöser wie Gewichtszunahme etc.*]. Schließen Sie bitte Ihre Augen und spielen innerlich einen Film ab, wie das passiert, vom Anfang bis zum Ende. Stellen Sie sich sich selbst vor, wie Sie dabei mögliche Herausforderungen bewältigen, denen Sie dabei begegnen. Nehmen Sie wahr, was Sie sehen, denken, fühlen und was ihr Körper erlebt. Während Sie diesen Film abspielen, lassen Sie mich bitte wissen, ob Sie auf Blockaden treffen. Wenn das der Fall ist, bitte die Augen öffnen und mir Bescheid geben. Wenn das nicht der Fall ist, bitte die Augen geschlossen lassen und mich wissen lassen, wenn Sie alles durchgespielt haben.«

Bei Blockierung folgt eine Stimulation der Blockade

Dafür wird der / die Patient:in gebeten zu sagen: »Ich kann damit umgehen.« Er / Sie spielt den Film innerlich nochmal ab, die positive Kognition wird stimuliert. Der / Die Patient:in sagt sich dann: »Ich kann damit umgehen.«.

Leiten Sie dies folgendermaßen an: »Spielen Sie den Film bitte nochmal von Anfang bis Ende ab und sagen Sie zu sich selbst: ›Ich kann damit umgehen‹, fahren Sie fort.«

Phase 7: Besprechung der EMDR-Sitzung

Fragen Sie: »Wie war unsere heutige Sitzung für Sie?« Melden Sie zurück, was Ihnen im Verarbeitungsprozess aufgefallen ist. Bitte Sie Ihre Patient:innen, etwaiges Material (Gedanken, Gefühle, ect.), das nach der Sitzung auftaucht, aufzuschreiben und zur nächsten Sitzung mitzubringen. Vereinbaren Sie mit Ihren Patient:innen, wie Sie erreichbar sind, falls bis zur nächsten Sitzung sehr belastendes Material nachprozessiert würde.

Phase 8: Evaluation

Fragen Sie zu Beginn der nächsten Sitzung, wie hoch die Belastung des zuletzt bearbeiteten Targets ist von 0 = »neutral« bis 10 = »maximal vorstellbare Belastung«. Fragen Sie, ob belastendes Material nachprozessiert wurde. Wenn ja, bzw. wenn es eine Restbelastung gibt, hiermit die EMDR-Stimulation fortsetzen (s. Phase 3).

Multimodale Stimulation mit der EMDR-Arbeitsgedächtnisbombe

Die EMDR-Stimulation kann nicht nur über Augenbewegungen erfolgen. Es können auch mehrere Sinnesreize gleichzeitig eingesetzt werden, um »erfolgreich Verwirrung« zu stiften. Warum und wie diese eingesetzt wird, wird im Folgenden beschrieben.

Die EMDR-Arbeitsgedächtnisbombe nimmt Bezug auf das Arbeitsgedächtnismodell von Baddeley und Hitch (1974) sowie die Rekonsolidierungshypothese:

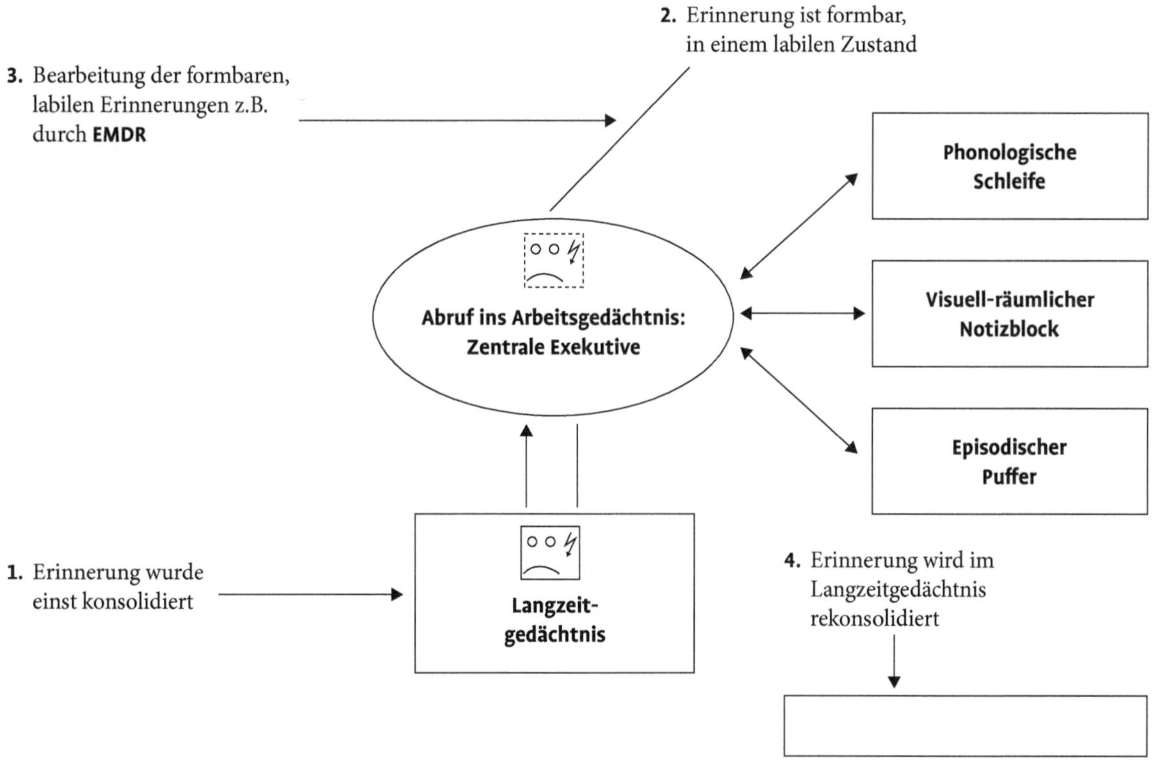

Die Rekonsolidierungshypothese verbunden mit dem Modell des Arbeitsgedächtnisses nach Baddeley besagt, dass der Ansatzpunkt für die Behandlung z. B. mit EMDR (3), ein Abruf einer Erinnerung (2) aus dem Langzeitgedächtnis (1) ins Arbeitsgedächtnis zur Rekonsolidierung sei, bestenfalls nach einem durch erfolgreiche Psychotherapie erfolgtem »Neu-Lernen«, wie von Rüegg (2009) beschrieben (4).

Befunden, dass der Wirkmechanismus des EMDR darin beruhe, dass beim Abruf belastender Erinnerungen, Trigger oder Zukunftsbefürchtungen ein belastendes Bild im Arbeitsgedächtnis (sei es im visuell-räumlichen Notizblock oder in der zentralen Exekutive) formbar sei, wird Rechnung getragen, indem Patient:innen nicht nur die Augen bewegen, sondern das Arbeitsgedächtnis noch durch weitere Aktivitäten in Gang bringen. Dabei fungiert das aktivierte Arbeitsgedächtnis wie ein »Zerhacker« von belastendem Material. Die Vorgehensweise geht zurück auf Leenders und De Jongh (2017).

Multimodale Stimulation mit der EMDR-Arbeitsgedächtnisbombe

Üben Sie mit den Patient:innen zu Beginn einer EMDR-Sitzung ein, dass sie …

(1) die Augen bewegen (indem sie mit den Augen Ihren Fingern oder den Signalen des Lichtbalkens folgen),

(2) gleichzeitig in einem bestimmten Rhythmus mit den Händen auf die Oberschenkel klopfen (beginnend mit 2 × links, 1 × rechts, 2 × rechts, 1 × links, dann wieder 2 × links, 1 × rechts usw.) sowie

(3) parallel dazu »Tic, Tac, Tic, Tac …« usw. sagen.

Dann können Sie die Patient:innen in der EMDR-Phase 4 mit der Arbeitsgedächtnisbombe stimulieren. Sie können es sowohl probieren bei belastenden Erinnerungen, die mit dem dreigliedrigen Ansatz des EMDR erfasst wurden, als auch bei negativ verzerrten Selbstbildern und Flashforwards.

Die Arbeitsgedächtnisbombe bringt einen hilfreichen humoristischen Touch in die Sitzungen, da diese eine hohe Konzentration bei den Patient:innen erfordert und bei dieser Koordinationsleistung Patient:innen durchaus in Gelächter ausbrechen können.

4 Nach der EMDR-Behandlung und Rückfallprophylaxe

Die Rückfallprophylaxe nimmt auch in der EMDR-Behandlung einen zentralen Stellenwert ein. Daher befinden sich in diesem Kapitel Arbeitsblätter zur Rückfallprophylaxe. Diese können am Ende einer Behandlung genutzt, zur Selbsthilfe für Patient:innen zwischen den Sitzungen bzw. auch nach einer Behandlung eingesetzt werden. Das Arbeitsmaterial beinhaltet Informationsblätter für Therapeut:innen und Arbeitsblätter für Patient:innen, um einen eigenen Rückfallplan zu erarbeiten oder Frühwarnzeichen zu erkennen. Außerdem werden für Patient:innen und Therapeut:innen ein Überblick über geeignete Übungen zur Selbsthilfe geboten.

Arbeits- und Informationsmaterial

INFO 7 Rückfallprophylaxe nach einer EMDR-Behandlung

Es ist wichtig, nach einer EMDR-Behandlung zu überprüfen, ob wirklich alle Belastungen verarbeitet wurden, ob es noch Themen gibt, die in der Gegenwart eine belastende Wirkung haben (Trigger) und ob es belastende Zukunftsbefürchtungen gibt. Es sollte störungsspezifisch überprüft werden, ob nun ein zufriedenstellendes Funktionsniveau erreicht ist und sich mehr Lebensqualität eingestellt hat. Störungsspezifische Überlegungen können sein, wie neue positive Kognitionen gestärkt und gepflegt werden können. Es wird der SUD-Wert genutzt, um Belastungen skalieren zu können (SUD steht für »Subjective Units of Disturbance« nach Wolpe, 1969).

INFO 8 Zur Rückfallprophylaxe nach einer Traumatisierung: ein gutes Leben führen

Am Ende einer Psychotherapie besteht nochmal die Möglichkeit, gebündelt psychotherapeutisches Wissen bezüglich Ressourcen und einer die psychische Gesundheit stärkende Lebensführung an Patient:innen weiterzugeben, um diese in den neuen Lebensabschnitt nach der Behandlung zu integrieren.

AB 22 Im Falle des Rückfalls psychischer Beschwerden: rechtzeitig Hilfe suchen

Ein Rückfallplan kann bei einer EMDR-Behandlung dabei helfen, eine Chronifizierung zu verhindern und sich schnell ins Bewusstsein zu rufen, bei wem Hilfe zu holen ist. Das Informationsblatt bietet Patient:innen diese Unterstützung an.

AB 23 Frühwarnzeichen psychischer Beschwerden erkennen

Eine Sensibilisierung bezüglich möglicher Rückfallsymptome kann dabei helfen zu verhindern, dass ein ggf. schleichender Verlauf eines Rückfalls unbemerkt bleibt und chronifiziert.

INFO 9 Selbsthilfe mit traumatherapeutischen Übungen und EMDR

Es ist möglich, wohltuende Übungen aus einer EMDR-Therapie in die Zeit *nach* der Therapie mitzunehmen und selbst anzuwenden, um die psychische Gesundheit zu stärken. Das Informationsblatt fasst passende Übungen zusammen, die Therapeut:innen gemeinsam mit ihren Patient:innen durchgehen können. Patient:innen und Therapeut:innen können es auch als Checkliste für eine Abschlusssitzung nutzen.

Rückfallprophylaxe nach einer EMDR-Behandlung

Die beste Rückfallprophylaxe einer EMDR-Behandlung ist eine vollständige Bearbeitung nach dem dreigliedrigen Ansatz mit EMDR. Psychotherapeut:innen können diese Bearbeitung mit zwei Methoden überprüfen:

(1) Sind alle mit dem dreigliedrigen AIP-Modell gesammelten vergangenen Belastungen, Trigger und Zukunftsbefürchtungen bearbeitet und auf einen SUD-Wert von 0 heruntergefahren worden?
(2) Sind die Therapieziele der Patient:innen gemäß einer in der Probatorik verwendeten Zielcheckliste, z. B. der von Grosse Holtforth und Grawe (2016), weitgehend erreicht worden?

Wenn beide Punkte erfüllt sind, kann mit den Patient:innen zusammen ermittelt werden, ob es einen eigenen Anteil gibt, den die Patient:innen am erlebten Geschehen hatten und was sie in Zukunft anders machen wollen.

Wichtig

Hierbei geht es nicht um Schuldzuweisung, sondern um eine achtsame Überprüfung, ob es rückblickend und vorausblickend Aspekte gibt, die einen Anteil an der Entwicklung der Störung hatten und für die es für die Zukunft ggf. einen anderen Umgang gibt.

Eine Auswahl an Beispielen:

- **Bei depressiven Patient:innen**: positive Aktivitäten beibehalten, zwischenmenschliche Kontakte pflegen.
- **Bei Angstpatient:innen**: Vermeidung reduzieren oder aufheben.
- **Bei Zwangspatient:innen**: Stressreduktion, Abbau hoher Standards.
- **Bei psychisch traumatisierten Patient:innen**: so oft wie möglich in realer Sicherheit sein.
- **Bei Borderline-Patient:innen**: achtsam leben und skillen.
- **Bei Patient:innen mit Essstörungen**: sich verabschieden davon, dass Körperformen determinieren, dass man liebenswert bzw. wertvoll sei.
- **Bei Patient:innen mit somatoformen Beschwerden, ebenso bei solchen mit Schizophrenie**: entstressen, Auslöser für Stress identifizieren, ggf. Konflikte lösen.
- **Bei Suchtpatient:innen**: eine Notfallpartner:in haben, die vor oder nach einem Rückfall kontaktiert werden kann, um den Rückfall zu verhindern oder die Suchtpatient:innen darin unterstützt, nach einem Rückfall einen Entzug zu machen.

Sollten Patient:innen feststellen, dass Belastungen wie Trennungen, Kränkungen oder Traumatisierungen wieder in einer pathogenen Erinnerung resultieren, können Sie vereinbaren, dass diese sich wieder bei Ihnen melden, um diese Erinnerung zu bearbeiten.

Zur Rückfallprophylaxe nach einer Traumatisierung: ein gutes Leben führen

Aus der Psychotherapie kennen wir hilfreiches Expertenwissen, unsere Patient:innen dabei anzuleiten, wie sie ein gutes Leben führen können. Im Folgenden finden Sie einige Beispiele und Anregungen, die Sie als Rückfallprophylaxe nach einer Traumatisierung nutzen können. Sie können diese auch nach dem Abschluss einer EMDR-Behandlung anwenden.

- **Nicht darin nachlassen, positive Aktivitäten auszuführen:** Diese sind nicht zwingend von Geld abhängig. Es gibt etliche Aktivitäten, die kostenlos oder preiswert sind, wie z. B. Spaziergänge, Bücher lesen, sich mit Freund:innen treffen und Gesellschaftsspiele spielen, im Tierheim mithelfen …
- **Entspannungsübungen ausführen:** Tägliche Achtsamkeitsmeditationen, Progressive Muskelentspannung, Autogenes Training oder Yoga sind gute Möglichkeiten, um einen aktiven Beitrag zur körperlichen und seelischen Gesundheit zu leisten.
- **Freundschaften pflegen:** Mit Freund:innen, aber auch mit liebevollen Familienmitgliedern gemeinsame Interessen pflegen ist ein hohes Gut.
- **Eine liebevolle Paarbeziehung pflegen:** Das Erfolgsgeheimnis für eine liebevolle Paarbeziehung besteht zum einen darin, sich fortwährend gegenseitig etwas Gutes zu tun (und zwar das, was der / die Empfänger:in als gut empfindet: also die vegane Pizza für Veganer:innen, das Steak für Fleischesser:innen). Zum anderen ist es wichtig, gute Gespräche zu führen, in denen gut zugehört und aus Ich-Perspektive formuliert wird, um Vorwürfe zu vermeiden. Außerdem ist es wichtig, Probleme zu lösen und nicht zu verschweigen oder totzureden.
- **Sport und körperliche Aktivität:** Ausdauersport führt dazu, dass wir das Stresshormon Adrenalin verbrennen und hirnnervenernährende Stoffe (BDNF genannt für »brain derived neurotrophic factor«) ausschütten, die Nerven des präfrontalen Kortex ernähren und so Depressionen verhindern.
- **Sich von Perfektionismus verabschieden:** Wer nicht Embryos im Mutterleib operiert oder im Atomkraftwerk arbeitet, muss wahrscheinlich nicht zu 100 Prozent perfekt arbeiten (»Man operiert nicht am offenen Herzen«). Perfektion ist ohnehin nicht dauerhaft erreichbar.
- **Eher handeln als nicht handeln:** Auch wenn manche Probleme ausgesessen werden können – in vieler Hinsicht lohnt es sich eher zu handeln als nicht zu handeln. So bedauern Sterbende in Hospizen eher das, was sie im Leben nicht gemacht haben, als die Fehler, die sie begangen haben. Also: Lieber mehr Fehler machen als gar nicht handeln. (Trifft natürlich nicht auf alles zu, aber doch auf erstaunlich Vieles.)
- **Mutig sein:** Das bedeutet nicht, töricht zu sein oder sich in Gefahr zu bringen, sondern das zu tun, was man schon immer tun wollte, oder etwas zu riskieren, um herauszufinden, ob es nicht doch klappen könnte. Das könnte eine Kündigung sein oder die Reise in ein unbekanntes Land. Mit einem Sicherheitsnetz, das man im Fall des Falles aktivieren kann, könnte man es vielleicht wagen.
- **Geld ist nicht alles, und weniger ist oftmals mehr:** Da wir am Ende unseres Lebens nichts mitnehmen können, ist es vielleicht wichtiger, seine Zeit schön zu verbringen, als Arbeit, Geldverdienen und dem Anhäufen materiellen Wohlstandes hinterherzujagen.
- **Dankbarkeit praktizieren:** Mit Nörgeln aufhören, dankbar sein, die Menschen sehen, denen es schlechter geht, und froh sein, dass einem etwas maximal Schlimmes gerade nicht passiert (wenn es einem gerade nicht passiert). Leiten Sie ihre Patient:innen an, sich jeden Tag mindestens für fünf gute Dinge im Leben zu bedanken.
- **Hilfe suchen und annehmen:** Wem das Schlimmste gerade passiert, darf sich Hilfe und Trost und Gemeinschaft holen.
- **Religiosität / Spiritualität:** Wer religiös oder spirituell ist, kann sich darauf besinnen, sei es im Gebet, bei Veranstaltungen in Kirchen, Tempeln, Moscheen, Synagogen etc. oder auch in Gesprächen mit Pfarrer:innen, Priester:innen, Imam:innen usw.

Im Falle des Rückfalls psychischer Beschwerden: rechtzeitig Hilfe suchen

Notieren Sie sich hilfreiche Stellen und Institutionen auf einem Notfallblatt samt Adressen und Telefonnummern. So haben Sie im Notfall die wichtigsten Nummern und Adressen direkt zur Hand.

Dies können sein:

Psychotherapeut:innen	
Psychiater:innen	
Hausärzt:innen und andere Fachärzt:innen	
Psychiatrische Institutsambulanzen, an die Patient:innen angebunden sind oder waren	
Selbsthilfegruppen, die bei den Städten und Gemeinden eruiert werden können	
Notfallhelfer:innen im Falle von (drohenden) Rückfällen (Freund:innen, Familienmitglied)	
Entspannungsgruppen	
Cotherapeut:innen (Ergotherapeut:innen, Soziotherapeut:innen, Paartherapeut:innen bzw. Beratungsstellen, Ernährungsberater:innen etc.).	
Schuldnerberatung	
Klinik bei einem Rückfall oder zur Intervallbehandlung	
Bei religiösen oder spirituellen Patient:innen: Ansprechpartner:innen / Seelsorger:innen der Kirche, Tempel, Moscheen, Synagogen etc.	

AB 23 • P

Frühwarnzeichen psychischer Beschwerden erkennen

Erarbeiten Sie mit Ihrer Therapeutin bzw. Ihrem Therapeuten, wie Ihre bisherigen seelischen Beschwerden begonnen haben und woran Sie eine zukünftige Phase eines Rückfalls seelischer Beschwerden erkennen würden, um frühzeitig gegenzusteuern.

Was ist vor Beginn Ihrer letzten bzw. Ihrer ersten Phase seelischer Beschwerden passiert?	
Welche Symptome haben sich rückblickend schleichend und unmerklich eingestellt?	
Welche Symptome gab es, die sich plötzlich eingestellt haben?	
Welche aus heutiger Sicht zutreffenden Rückmeldungen haben Sie von Außenstehenden erhalten?	
Welche Aktivitäten haben Sie krankheitsbedingt eingestellt, die Ihnen nicht gutgetan haben?	
Welche wahrscheinlich hilfreichen Maßnahmen haben Sie seinerzeit ggf. nicht oder lange nicht ergriffen?	
Was wissen Sie heute mit Ihren Erfahrungen besser als zu Beginn Ihrer seelischen Beschwerden, was haben Sie dazugelernt?	
Welchen Ihrer Eigenschaften verdanken Sie Ihren Therapieerfolg?	
Welche Maßnahmen werden Sie beim Erkennen von Frühwarnzeichen seelischer Beschwerden ergreifen?	

Selbsthilfe mit traumatherapeutischen Übungen und EMDR

Es ist wichtig, in der Psychotherapie Erlerntes in den Alltag zu transferieren. Hierzu gehören Übungen, die das Nervensystem beruhigen und einen Wechsel des Kampf- und Flucht-Nervensystems (dem sogenannten Sympathikus) in das entspannte Nervensystem (dem sogenannten Parasympathikus) ermöglichen.

Nutzen Sie Techniken, die Ihnen Ihre Psychotherapeutin bzw. Ihr Psychotherapeut gezeigt hat, im Alltag.

Tipp

Wenn Sie bei sich feststellen, dass Ihnen die Übungen in den Psychotherapiesitzungen guttun, sie diese im Alltag aber nicht anwenden: Schaffen Sie sich Erinnerungshilfen, z. B. Bildschirmschoner auf dem Handy oder Computer, Schlüsselanhänger, Bilder an ihrem Arbeitsplatz etc. Sie können sich selbst auch konditionieren, indem Sie bestimmte Übungen täglich am selben Ort machen (z. B. nachdem Sie nach Hause gekommen sind in ihrem Lieblingssessel oder auf der Autofahrt nach Hause, indem Sie an einem Parkplatz in der Natur anhalten und eine Übung machen).

Beispiele für nützliche Techniken

- **Tresor:** Vor einer Traumaverarbeitung lernen Patient:innen, belastende Inhalte bewusst bis auf weiteres verdrängen zu können, um im Alltag nicht von Bildern oder Gefühlen gestört zu werden, die mit einem erlebten Trauma im Zusammenhang stehen. Hierbei wird ein Tresor imaginiert, in den materialisierte Erinnerungen (z. B. in Form von Fotos) gelegt werden können.
- **Mögliche Erinnerungshilfe:** Tresorbild als Screensaver
- **Sicherer Ort oder Wohlfühlort:** Diese Übung wird ebenfalls vor der Phase der Traumaverarbeitung mit traumatisierten Patient:innen eingeübt, um das Nervensystem zu beruhigen, wenn Betroffene angetriggert wurden. Hierbei wird in der Vorstellung eingeübt, sich einen Ort zu schaffen, an dem man perfekt geschützt ist, an dem man sich sehr wohlfühlt und an dem es ggf. innere Helfer:innen gibt wie z. B. Märchenfiguren, Tiere, Superheld:innen usw. (Achtung: keine real existierenden bekannten Menschen wie der / die Partner:in oder Familienmitglieder).
- **Mögliche Erinnerungshilfe:** Bilder, die an den sicheren Ort erinnern. Beispiel: Eine Patientin hatte als sicheren Ort den Dschungel aus dem Film Das Dschungelbuch mit dem inneren Helfer Balu, dem Bären, der das Lied singt »Probier's mal mit Gemütlichkeit«. An ihrem Arbeitsplatz hing ein Bild von Balu, dem Bären.
- **Achtsamkeit:** Selbstberuhigende Übungen werden ebenfalls im Laufe einer Traumatherapie vermittelt und zeigen bei täglicher Anwendung in der Regel eine gute Wirkung, das Nervensystem zu beruhigen. Die Dauer kann dabei variieren von 5 bis 45 Minuten.
- **Mögliche Erinnerungshilfe:** Wenn Sie die Anwendung von Achtsamkeitsübungen ritualisieren, kann dies weniger in Vergessenheit geraten. Bestimmen Sie einen Platz in ihrem Zuhause oder in der Natur, an dem Sie die Übung regelmäßig ausführen. Laden Sie Übungen auf ihr mobiles Telefon, sodass Sie die Übung Ihrer Wahl immer griffbereit haben.

Selbsthilfe mit traumatherapeutischen Übungen und EMDR

- **EMDR-Ressourcenaufbau:** Selbst anwenden können Patient:innen die ersten EMDR-Übungen, die EMDR-Therapeut:innen vor der Traumabearbeitung mit ihren Patient:innen machen:
  - **Bild:** Sie stellen sich eine Erinnerung vor, bei der Sie sich gut fühlen, die Ihnen Kraft gibt.
  - **Emotion:** Sie achten auf das gute Gefühl, das sich bei Ihnen einstellt (sei es Freude, Stolz, Liebe oder ähnliches).
  - **Körpergefühl:** Sie achten darauf, wo Sie die Emotion im Körper spüren.
  - Dann können Sie mit der sogenannten Schmetterlingsumarmung (Artigas et al., 2000) langsam (so langsam wie möglich) abwechselnd auf Ihre Oberarme oder unterhalb des Halses klopfen, d. h. Sie überkreuzen Ihre Arme zu einer Art Selbstumarmung und klopfen langsam sechzehn bis zwanzigmal und atmen dann tief durch. Sie besinnen sich auf den positiven Eindruck, den Sie haben, und klopfen nochmal sechzehn bis zwanzigmal. Wiederholen Sie die Prozedur mindestens vier Mal, so lange, bis positives Material auf Ihren Schirm kommt.
- **Mögliche Erinnerungshilfe:** Nehmen Sie die mit Ihrem / Ihrer EMDR-Therapeut:in erarbeitete Liste bester Erinnerungen in Ihrem Leben mit nach Hause und verstärken Sie die Erinnerungen regelmäßig mit der Schmetterlingsumarmung.

Literatur

Artigas, L., Jarero, I., Mauer, M., López Cano, T. & Alcalá, N. (2000). EMDR and Traumatic Stress after Natural Disasters: Integrative Treatment Protocol and the Butterfly Hug. Poster presented at the EMDRIA Conference, Toronto, Ontario, Canada.

Baek, J., Lee S., Cho, T., Kim S.-W., Kim, M., Yoon, Y., Kim, K. K., Byun, J., Kim, S. J., Jeong, J. & Shin, H.S. (2019). Neural circuits underlying a psychotherapeutic regimen for fear disorders. Nature, 566, 339–343.

Bernstein, E.M. & Putnam, F.W. (1986). Development, reliability and validity of a dissociationscale. Journal of Nervous & Mental Disease, 174, 727–735.

Baddeley, A. D. & Hitch, G. (1974). Working Memory. Psychology of Learning and Motivation, 8, 47–89.

Carlson, E. B. & Putnam, F. W. (1993). An update on the dissociative experiences scale. Dissociation, 6, 16–27.

Esser, G. & Cierpka, M. (2014). Gutachten zur wissenschaftlichen Anerkennung der EMDR-Methode (Eye-Movement-Desensitization and Reprocessing) zur Behandlung von Anpassungs- und Belastungsstörungen sowie zur Behandlung der Posttraumatischen Belastungsstörung (PTBS) bei Kindern und Jugendlichen. Deutsches Ärzteblatt, 1. Dezember 2014.

Gravemeier, R. (2003). Formular zur Erhebung der biographischen Anamnese (EBM 860). Psychotherapeutische Praxis, 3, 136–139. Göttingen: Hogrefe.

Grosse Holtforth, M. & Grawe, K. (2016). BIT CP D. Berlin: ResearchGate. https://www.researchgate.net/publication/289107891_BIT_CP_D [16.08.2023].

Hase, M. & Hofmann, A. (2005). Risiken und Nebenwirkungen beim Einsatz der EMDR-Methode. Stuttgart, PTT – Persönlichkeitsstörungen: Theorie und Therapie, 9, 16–21.

Hofmann, A. (2010). The Absorption Technique. In: Luber, M. (Hrsg.), Eye Movement Desensitization and Reprocessing (EMDR) Scripted Protocols: Special Populations. New York: Springer.

Horowitz, M., Wilmer, N. & Alvarez, W. (1979). Impact for Event Scale: A measure of subjective stress. Psychosomatic Medicine, 41, 209–218.

Kassenärztliche Bundesvereinigung und der GKV-Spitzenverband. (2015). Vereinbarung über die Anwendung von Psychotherapie in der vertragsärztlichen Versorgung (Psychotherapievereinbarung).

Kiessling, R. (2009). Resource Strengthening. In: Eye Movement Desensitization and Reprocessing (EMDR) Scripted Protocols: Basics and Special Situations. New York: Springer.

Knipe, J. (2008). The CIPOS method – procedures to therapeutically reduce dissociative processes while preserving emotional safety. Presentation at the 9th EMDR Europe Association Conference, London, England. https://emdria.omeka.net/items/show/18245 [01.09.2018].

Leenders, M. & De Jongh, A. (2017). De EMD-Knaller! EMDR Magazine, 5(15), 40–42.

Logie, R. (2015). EMDR consultants training, EMDR UK & Ireland, London [Workshop-Folien].

Logie, R. & De Jongh, A. (2015). The Flashforward Procedure. In M. Luber (Hrsg.), EMDR Scripted Protocols and Summary sheets. Treating Anxiety, Obsessive-compusive and Mood-Related Conditions (S. 81–90). New York: Springer Publishing Company.

Logie, R. & De Jongh, A. (2014). The »Flashforward Procedure«: Confronting the Catastrophe. Journal of EMDR Practice and Research, 8 (1), 25–32.

Lühr, K., Zens, C. & Müller-Engelmann, M. (2021). Therapie-Tools Posttraumatische Belastungsstörung. Weinheim: Beltz.

Margraf, J., Cwik, J. C., von Brachel, R., Suppiger, A. & Schneider, S. (2021). DIPS Open Access 1.2: Diagnostic Interview for Mental Disorders. [DIPS Open Access 1.2: Diagnostisches Interview bei psychischen Störungen.] Bochum: Mental Health Research and Treament Center, Ruhr-Universität Bochum.

Margraf, J., Cwik, J. C., Pflug, V. & Schneider, S. (2017). Strukturierte klinische Interviews zur Erfassung psychischer Störungen über die Lebensspanne. Gütekriterien und Weiterentwicklungen der DIPS-Verfahren. Zeitschrift für Klinische Psychologie und Psychotherapie, 46 (3), 176–186.

Margraf, J. & Cwik, J. C. (2017). Mini-DIPS Open Access: Diagnostic Short-Interview for Mental Disorders. [Mini-DIPS Open Access: Diagnostisches Kurzinterview bei psychischen Störungen]. Bochum: Forschungs- und Behandlungszentrum für psychische Gesundheit, Ruhr-Universität.

Müller G. E. & Pilzecker A. (1900). Experimentelle Beiträge zur Lehre vom Gedächtnis. Z. Psychol. Ergänzungsband 1,1–300.

Öst, L.-G. & Sterner, U. (1987). Applied tension. A specific behavioral method for treatment of blood phobia. Behaviour Research and Therapy, 25(1), 25–29.

Reddemann, L. (2022). Imagination als heilsame Kraft. Stuttgart: Klett-Cotta.

Richter, A.-K. (2019a). EMDR in der Behandlung eines gehörlosen PTBS-Patienten. Vorzüge einer nicht ausschließlich verbalen psychotherapeutischen Intervention – ein Fallbericht. (English: Case Report: EMDR in the Treatment of a Deaf PTSD Patient – Advantages of a not entirely verbal psychotherapeutic intervention). Stuttgart: Trauma & Gewalt, 13, 170–182.

Richter, A.-K. (2019b). EMDR bei Sozialen Angststörungen. Stuttgart: Klett-Cotta.

Richter, A.-K. (2019c). Das Trauma des plötzlichen Verlustes oder der Erkrankung Nahestehender: EMDR in der Behandlung von Krankheitsangst – ein Fallbericht. Stuttgart: Trauma & Gewalt, 13, 242–247.

Richter, A.-K. (Hrsg.) (2023). EMDR. Ein Lehrbuch für Psychotherapie-Studium und Weiterbildung. Berlin: Springer.

Rudolf, G. & Schulte, D. (2006). Bekanntmachungen: Wissenschaftlicher Beirat Psychotherapie nach § 11 PsychThG – Gutachten zur wissenschaftlichen Anerkennung der EMDR-Methode (Eye-Movement-Desensitization and Reprocessing) zur Behandlung der Posttraumatischen Belastungsstörung.

Rüegg, J. C. (2009). Traumagedächtnis und Neurobiologie – Konsolidierung, Rekonsolidierung, Extinktion. Trauma & Gewalt, 3 (1), 6–17.

Shapiro, F. (1989a). Efficacy of the eye movement desensitization procedure in the treatment of traumatic memories. Journal of Traumatic Stress Studies, 2, 199–23.

Shapiro, F. (1989b) Eye movement desensitization: A new treatment for post-traumatic stress disorder. Journal of Behavior Therapy and Experimental Psychiatry, 20, 211–217.

Shapiro, F. (1995). Eye Movement Desensitization and Reprocessing: Basic Principles, Protocols, and Procedures. Edition: 3rd. New York: Guilford Press.

Shapiro, F. & Laliotis, D. (2011). EMDR and the adaptive information processing model: Integrative treatment and case conceptualization. Clinical Social Work Journal, 39 (2), 191–200.

Spitzer, M. (2019). Psychotherapie im Mausmodell. Was bei EMDR im Gehirn passiert. Nervenheilkunde, 38 (5), 231–239.

Wissenschaftlicher Beirat Psychotherapie. (2006). Gutachten zur wissenschaftlichen Anerkennung der EMDR-Methode (Eye-Movement-Desensitization and Reprocessing) zur Behandlung der Posttraumatischen Belastungsstörung. Deutsches Ärzteblatt, 103 (37), A 2417-2419.

Wolpe, J. (1969). The Practice of Behavior Therapy. New York: Pergamon Press.